面向人民健康
提升健康素养

相约健康百科丛书

U0245475

面向人民健康
提升健康素养

相约健康百科丛书

康养康复系列

颈腰椎疾病康复怎么办

主 编 岳寿伟 郄淑燕

人民卫生出版社
·北京·

丛书专家指导委员会

主 任 委 员	陈竺
副主任委员	李 斌 于学军 王陇德 白书忠
委 员	（院士名单按姓氏笔画排序）

于金明　王 辰　王 俊　王松灵　田金洲

付小兵　乔 杰　邬堂春　庄 辉　李校堃

杨宝峰　邱贵兴　沈洪兵　张 强　张伯礼

陆 林　陈可冀　陈孝平　陈君石　陈赛娟

尚 红　周宏灏　郎景和　贺福初　贾伟平

夏照帆　顾东风　徐建国　黄荷凤　葛均波

董尔丹　董家鸿　韩济生　韩雅玲　詹启敏

丛书工作委员会

主 任 委 员	李新华
副主任委员	徐卸古 何 翔 冯子健 孙 伟
	孙 巍 裴亚军 武留信 王 挺
委 员	（按姓氏笔画排序）

王凤丽　王丽娟　皮雪花　朱 玲　刘 彬

刘召芬　杜振雷　李 祯　吴 非　庞 静

强东昌　鲍鸿志　谭 嘉

陈竺院士
说健康

总 序

　　人民健康是现代化最重要的指标之一，也是人民幸福生活的基础。党的二十大报告明确到 2035 年建成健康中国。社会各界，尤其是全国医疗卫生工作者，要坚持以人民为中心的发展思想，把保障人民健康放在优先发展的战略位置，加快推进健康中国建设，全方位全周期保障人民健康，为实现"两个一百年"奋斗目标、实现中华民族伟大复兴的中国梦打下坚实的健康基础，为共建人类卫生健康共同体作出应有的贡献。

　　为助力健康中国建设，提升人民健康素养，人民卫生出版社（以下简称"人卫社"）联合相关学（协）会、平台、媒体共同策划，整合各方优势、创新传播途径，打造高质量的纸数融合立体化传播健康知识普及出版物《相约健康百科丛书》（以下简称"丛书"）。丛书通过图书、新媒体、互联网平台等全媒体，努力为人民群众提供全生命周期的健康知识服务。在深入了解丛书的策划方案、组织管理和工作安排后，我欣然接受了邀请，担任丛书专家指导委员会主任委员，主要基于以下考虑。

　　建设健康中国，人人享有健康。 党的十八大以来，以习近平同志为核心的党中央一直高度重视、持续推动健康中国建设。2016 年党中央、国务院印发的《"健康中国 2030"规划纲要》指出，推进健康中国建设，是全面建成小康社会、基本实现社会主义现代化的重要基础，是全面提升中华民族健康素质、实现人民健康与经济社会协调发展的国家战略。健康中国的主题是"共建共享、全民健康"，共建共享是基本路径，

全民健康是根本目的。人人参与、人人尽力、人人享有，实现全民健康，需要全社会共同努力。党的二十大对新时代新征程上推进健康中国建设作出新的战略部署，赋予了新的任务使命，提出"把保障人民健康放在优先发展的战略位置，完善人民健康促进政策"。丛书建设抓住了健康中国建设的核心要义。

提升健康素养，需要终身学习。健康素养是人的一种能力：它能够帮助个人获取和理解基本的健康信息和服务，并能运用其作出正确的判断和决定，以维持并促进自己的健康。2008 年 1 月，卫生部发布《中国公民健康素养——基本知识与技能（试行）》，首次以政府文件的形式界定了居民健康素养，我很高兴签发了这份文件。此后，我持续关注该工作的进展和成效。经过多年的不懈努力，我国健康素养促进工作蓬勃发展，居民健康素养水平从 2009 年的 6.48% 上升至 2021 年的 25.4%，人民健康状况和基本医疗卫生服务的公平性、可及性持续改善，主要健康指标居于中高收入国家前列，为以中国式现代化全面推进中华民族伟大复兴奠定了坚实的健康基础。健康素养需要持续地学习和养成，丛书正是致力于此。

健康第一责任人，是我们自己。2019 年 12 月，十三届全国人大常委会第十五次会议通过了《中华人民共和国基本医疗卫生与健康促进法》，该法第六十九条提出"公民是自己健康的第一责任人，树立和践行对自己健康负责的健康管理理念，主动学习健康知识，提高健康素养，加强健康管理。倡导家庭成员相互关爱，形成符合自身和家庭特点的健康生活方式。"从国家法律到健康中国战略，都强调每个人是自己健康的第一责任人。只有人人都具备了良好的健康素养，成为自己健康的第一责任人，健康中国才有了最坚实的基础。丛书始终秉持了这一理念，能够切实帮助读者承担起自己的健康责任。

接受丛书编著邀请后，我多次听取了丛书工作委员会和人卫社的汇报，提出了一些建议，并录制了"院士说健康"视频。我很高兴能以此项工作为依托，为人民健康多做些有意义的工作。丛书工作委员会和人卫社的同仁们一致认为，这件事做好了，对提高国民特别是青少年健康素养意义重大！

2022 年 11 月，在丛书启动会议上，我提出丛书建设要做到心系于民、科学严谨、质量第一、无私奉献四点希望。2023 年 9 月，丛书"健康一生系列"正式出版！丛书建设者们高度负责、团结协作，严谨、创新、务实地推进丛书建设，让我对丛书即将发挥的作用充满了信心，也对健康科普工作有了更多的思考。

一是健康科普工作需把社会责任放在首位。丛书为做好顶层设计，邀请一批院士担任专家指导委员会的成员。院士们的本职工作非常繁忙，但他们仍以极高的热情投入丛书建设中，指导把关、录制视频，担任健康代言人，身体力行地参与健康科普工作。全国广大医务工作者也要积极行动起来，把社会责任放在首位，践行习近平总书记提出的"科技创新、科学普及是实现创新发展的两翼"之工作要求，把健康科学普及放在与医药科技创新同等重要的位置，防治并重，守护人民健康。

二是健康科普工作应始终心系于民。健康科普需要找准人民群众普遍关心的健康问题，有针对性地开展工作，方能事半功倍。丛书每一个系列都将开展健康问题征集活动，"健康一生系列"收集了两万余个来自大众的健康问题，说明人民群众的健康需求是旺盛的，对专家解答是企盼的。丛书组织专家对这些问题进行了认真的整理、分析和解答，并在正式出版前后组织群众试读活动，以不断改进工作，提升质量，满足人民健康需求，这些都是服务于民的重要体现。丛书更是积极尝试应用新

技术新方法，为科普传播模式创新赋能，强化场景化应用，努力探索克服健康科普"知易行难"这个最大的难题。

三是健康科普工作须坚持高质量原则。高质量发展是中国式现代化的本质要求之一。健康科普工作事关人民健康，须遵从"人民至上、生命至上"的理念，把质量放在最重要的位置，以人民群众喜闻乐见的方式，传递科学的、权威的、通俗易懂的健康知识，要在健康科普工作中塑造尊重科学、学习科学、践行科学之风，让"伪科学""健康谣言""假专家"无处遁形。丛书工作委员会、各编委会坚持了这一原则，将质量要求落实到每一个环节。

四是健康科普工作要注重创新。不同的时代，健康需求发生着变化，健康科普方式也应与时俱进，才能做到精准、有效。丛书建设模式创新也是耳目一新，比如立足不同的应用场景，面向未来健康需求的无限可能，设计了"1+N"的丛书系列开放体系，成熟一个系列就开发一个；充分发挥专业学（协）会和权威专家作用，对每个系列的分册构建进行充分研讨，提出要从健康科普"读者视角"着眼，构建具有中国特色的国民健康知识体系；精心设计各分册内容结构和具有中华民族特色的系列 IP 形象；针对人民接受健康知识的主要渠道从纸媒向互联网转移的特点，设计纸数融合图书与在线健康知识问答库结合，文字、图片、视频、动画等联动的全媒体传播模式，全方位、全媒体、全生命周期服务人民健康等。

五是健康科普工作需要高水平人才队伍。人才是所有事业的第一资源。丛书除自身的出版传播外，着眼于健康中国建设大局，建立编写团队组建、遴选与培养的系列流程，开展了编写过程和团队建设研究，组建来自全国，老、中、青结合的高水平编者团队，且每个分册都通过编写过程的管理努力提升作者的健康科普能力。这项工作非常有意义。希望未来，越来越多的卫生健康工作者能以高度的社会责任感、职业使命感，以无私奉献的精神参与到健康科普工作中，以更多更好的健康科普精品，服务人民健康。

衷心希望，通过驰而不息的建设，丛书能让健康中国、健康素养、健康第一责任人的理念深入人心，并转化为建设健康中国的重要动力，成为国民追求和促进健康的重要支撑。

衷心希望，能以大型健康科普精品丛书为依托，培养一支高水平的健康科普作者队伍，增强文化自信的建设力量，从而更好地为中华民族现代文明贡献健康力量。

衷心希望，读者朋友们积极行动起来，认真汲取《相约健康百科丛书》中的健康知识，把它们运用到自己的生活里，让自己更健康，也为健康中国建设作出每个公民的贡献！

中国红十字会会长

中国科学院院士

丛书专家指导委员会主任委员

2023 年 7 月

相约健康百科丛书

出版说明

　　健康是幸福生活最重要的指标，健康是 1，其他是后面的 0，没有 1，再多的 0 也没有意义。提升健康素养，是提高全民健康水平最根本、最经济、最有效的措施之一。党的二十大报告要求，加强国家科普能力建设，深化全民阅读活动。习近平总书记指出，科技创新、科学普及是实现创新发展的两翼，要把科学普及放在与科技创新同等重要的位置。在这一重要指示精神的指引下，人民卫生出版社（以下简称"人卫社"）努力探索让科学普及这"一翼"变得与科技创新同样强大，进而助力创新型国家建设。经过深入调研，团结广大医学科学家、健康传播专家、学（协）会、媒体、平台，共同策划出版《相约健康百科丛书》（以下简称"丛书"）。

　　为了帮助读者更好地了解和使用丛书，特将出版相关情况说明如下。

一、丛书建设目标

　　丛书努力实现五个建设目标，即：高质量出版健康科普精品，培养优秀的健康科普团队，创新数字赋能传播模式，打造知识共建共享平台，最终提升国民健康素养，服务健康中国行动落实和中华民族现代文明建设。

二、丛书体系构建

　　1. 丛书各系列分册设计遵从人民至上的理念，突出读者健康需求和

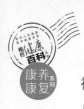

视角。各系列的分册设计经过多轮专家论证、读者健康需求调研，形成从读者需求入手进行分册设计的共识，更好地与读者形成共鸣，让读者愿意读、喜欢读，并能转化为自身健康生活方式和行为。

比如，丛书第一个系列"健康一生系列"，既不按医学学科分类，也不按人体系统分类，更不按病种分类，而是围绕每个人在日常生活中会遇到的健康相关问题和挑战分类。这个系列分别针对健康理念养成，到人生面临的生、老、病问题，再到每天一睁眼要面对的食、动、睡问题，最后到更高层次的养、乐、美问题，共设立10个分册，分别是《健康每一天》《健康始于孕育》《守护老年健康》《对疾病说不》《饮食的健康密码》《运动的健康密码》《睡眠的健康密码》《中医养生智慧》《快乐的健康密码》和《美丽的健康密码》。

2. 丛书努力构建从健康知识普及到健康行为指导的全生命周期全媒体的健康知识服务体系。依靠权威学（协）会和专家的反复多次研究论证，从读者的健康需求出发，丛书构建了"1+N"系列开放体系，即以"健康一生系列"为"1"；以不同人群、不同场景的不同健康需求或面临的挑战为"N"，成熟一个系列就开发一个系列。"主动健康系列""应急急救系列""就医问药系列""康养康复系列"，以及其他系列将在"十四五"期间陆续启动和出版。

3. 丛书建设有力贯彻落实"两翼论"精神，推动健康科普高质量创新发展。丛书除自身的出版传播外，还建立编写团队组建、遴选与培养的系列流程，开展了编写过程和团队建设研究，组建来自全国，老、中、青结合的高水平编者团队，并通过编写过程的管理努力提升作者的健康科普能力。丛书建设部分相关内容还努力申报了国家"十四五"主动健康和人口老龄化科技应对重点专项；以"《相约健康百科丛书》策划出版为基础探索全方位、立体化大众科普类图书出版新模式"为题，成功获得人卫研究院创新发展研究项目支持。

三、丛书创新特色

1. 体现科学性、权威性、严谨性。为做好丛书的顶层设计、项目实施和编写出版工作，保障科学性，成立丛书专家指导委员会、工作委员会和各分册编委会。

第十二届、十三届全国人大常委会副委员长，中国红十字会会长陈竺院士担任丛书专家指导委员会主任委员，国家卫生健康委员会副主任李斌、中国计划生育协会常务副会长于学军、中华预防医学会名誉会长王陇德院士、中国健康促进基金会荣誉理事长白书忠等担任副主任委员，三十余位院士应邀担任委员。专家们积极做好丛书顶层设计、指导把关工作，录制"院士说健康"视频，审阅书稿，甚至承担具体编写工作……他们率先垂范，以极高的社会责任感投入健康科普工作，为全国医务工作者参与健康科普工作树立了榜样。

人民卫生出版社、中国健康促进基金会、中国计划生育协会、中华预防医学会、中国科普研究所、全国科学技术名词审定委员会、健康报社、新华网客户端《新华大健康》等机构负责健康科普工作的领导和专家组成了丛书工作委员会，并成立了丛书工作组，形成每周例会、专题会、组建专班等工作机制，确保丛书建设的严谨性和高质量推进。

各系列各分册编委会均由相关学（协）会、医学院校、研究机构等领域具有卓越影响力的专家组成。专家们面对公众健康需求迫切，但优秀科普作品供给不足、科普内容良莠不齐的局面，均以极大的热忱投入丛书建设与编写工作中，召开编写会、审稿会、定稿会等各类会议，对架构反复研究，对内容精益求精，对表达字斟句酌，为丛书的科学性、

权威性和严谨性提供了可靠保证。

2. 彰显时代性、人民性、创新性。习近平总书记在文化传承发展座谈会上发表重要讲话，强调"在新的起点上继续推动文化繁荣、建设文化强国、建设中华民族现代文明，是我们在新时代新的文化使命"。丛书以"同中国具体实际相结合、同中华优秀传统文化相结合"理念为指导，彰显时代性、人民性、创新性。

丛书高度重视调查研究工作，各个系列都会开展面向全社会的问题征集活动，并将征集到的问题融入各个分册。此外，在正式出版前后都专门开展试读工作，以了解读者的真实感受，不断调整、优化工作思路和方法，实现内容"来自人民，根植人民，服务人民"。

在丛书整体设计和 IP 形象设计中，力求用中国元素讲好中国健康科普故事。丛书在全程管理方面始终坚持创新，在书稿撰写阶段，即采用人卫投审稿平台数字化编写方式，从源头实现"纸数融合"。在图书编写过程中，同步建设在线知识问答库。在图书出版后，实现纸媒、电子书、音频、视频同步传播，为不同人群的不同健康需求提供全媒体健康知识服务。

3. 突显全媒性、场景性、互动性。丛书采取纸电同步方式出版，读者可通过数字终端设备，如电脑、手机等进行阅读或"听书"；同时推出配套数字平台服务，读者可通过图书配套数字平台搜索健康知识，平台将通过文字、语音、直播等形式与读者互动。此外，丛书通过对内容的数字化、结构化、标引化，建立与健康场景化语词的映射关系，构建场景化知识图谱，利用人们接触的各类健康数字产品，精准地将健康知识推送至需求者的即时应用现场，努力探索克服健康科普"知易行难"这个最大的难题。

四、丛书的读者对象、内容设计和使用方法

参照《中国公民健康素养66条》锁定的目标人群，丛书读者对象定为接受九年义务教育及具备以上文化水平的人群，采用问答形式编写，重点选择大众日常生活中"应知道""想知道""不知道"和"怎么办"的问题。丛书重在解决"怎么办"，突出可操作性，架起大众对"预防为主"和"一般健康问题"从"为什么"到"怎么办"的桥梁，助力从"以治病为中心"向"以健康为中心"转变。

丛书是一套适合普通家庭阅读、查阅和收藏的健康科普书，覆盖日常生活中会遇到的常见健康问题。日常阅读，可以有效提升健康素养；遇到健康问题时查阅对应内容，可以达到答疑解惑、排忧解难的目的。此外，丛书还配有丰富的富媒体资源，扫码观看视频即可接收来自专家针对具体健康问题的进一步讲解。

《庄子·内篇·养生主》提醒我们："吾生也有涯，而知也无涯，以有涯随无涯，殆已！"如何有效地让无穷的医学知识转化为有限的健康素养，远远不止"授人以渔"这么简单，这需要以大型健康科普精品出版物为依托，培养一支高水平的健康科普作者队伍；需要积极推进相关领域教育、科技、人才三位一体发展，大力弘扬科学精神和科学家精神；还需要社会各界积极融健康入万策，并在此基础上努力建设健康科学文化，增强文化自信的建设力量，从而更好地为中华民族现代文明建设贡献健康力量。

衷心感谢丛书建设者们和读者们的大力支持，让我们共同努力，为健康中国建设和中华民族现代文明建设作出力所能及的贡献。

丛书工作委员会

2023年7月

前　言

随着人口老龄化进程的加速和现代生活方式的改变，颈椎病、腰椎间盘突出症、慢性腰痛等颈腰椎疾病的发病率逐年增加，且呈现年轻化趋势。多数人在一生中的不同年龄阶段，都曾遭受过颈痛/腰痛的困扰。颈腰痛不仅严重损害着人们的身体健康，其引发的功能障碍也在很大程度上影响着人们的日常生活和工作。因此，大众对于颈腰椎疾病康复知识的渴求愈发强烈。正是在这样的背景下，本书应运而生。

《相约健康百科丛书——颈腰椎疾病康复怎么办》是"康养康复系列"的一个分册。本分册贯彻系列丛书的总体目标，旨在响应建设健康中国的号召，提升全民健康素养，为大众提供覆盖全生命周期的高质量健康知识服务。本书围绕颈椎病及腰椎疾病两大核心话题，运用通俗易懂的语言，从疾病认识、康复治疗、术后康复、预防等多个维度进行了全面介绍。我们的目标是为广大读者提供实用的疾病预防与康复知识，引导大家科学地预防和应对颈腰椎疾病。本书面向广大群众，尤其是颈腰椎疾病的高发人群，同时也为对颈腰椎疾病康复感兴趣的医护人员提供了有价值的参考。需要强调的是，本书所提供的康复知识和建议仅供读者日常参考，若出现颈腰椎不适的症状，请务必第一时间前往正规医疗机构接受专业的诊断和治疗。

董尔丹院士
说健康

　　衷心感谢本书的编写团队，大家的辛勤付出和共同努力使这本书得以问世。同时，也要特别感谢董尔丹院士及各位主编、副主编为本书录制的精彩视频，他们的专业见解和宝贵经验为本书增添了丰富的内容。然而，由于时间紧迫，加之编写水平有限，书中难免存在不足之处。我们真诚地希望读者在阅读本书的过程中，能够提出宝贵的意见和建议，帮助我们不断修正不足之处，以便在今后的修订中使本书更加完善。让我们携手努力，共同为提升大众健康水平、推动健康中国贡献一份力量。

岳寿伟　郄淑燕

2024 年 4 月

目 录

第一章 颈椎病康复怎么办

二　颈椎病康复治疗怎么办　32

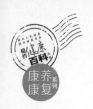

三 颈椎病术后康复怎么办

第二章 腰椎疾病康复怎么办

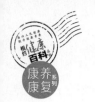

二　腰椎疾病康复治疗怎么办　169

五　腰椎压缩性骨折康复怎么办　288

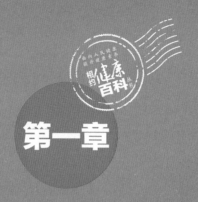

第一章

颈椎病康复怎么办

一

认识
颈椎病

1. 什么是**颈椎病**

颈椎病是以颈椎间盘退行性变为基础的疾病，主要由于颈椎长期劳损、骨质增生，或椎间盘突出、韧带增厚，导致颈部脊髓、神经根或椎动脉受压，出现一系列功能障碍的临床综合征。临床上可以表现为颈痛、肩背痛、上肢或下肢无力、手指发麻、行走困难、头晕、头痛、恶心、呕吐，甚至视物不清、心动过速等。颈椎病可发生于任何年龄阶段，但以 40 岁以上中老年人居多，一般发病较隐匿，病程较长。

关键词

颈椎病　椎间盘　退行性变

专家说

颈椎的重要作用是支撑和活动头部，主要由 7 块椎骨和中间的椎间盘及周围的脊髓、神经根、血管等组织构成。

1. 椎骨　共 7 块，标记为 C_1~C_7，它们构成颈椎自然向前的生理曲度（也称为前凸曲线）。上段颈椎较小、更灵活，下段颈椎更大，可以承受颈部和头部更重的负荷。

2. 椎间盘　椎间盘位于两个椎体之间，由软骨板、纤维环、髓核组成。椎间盘含水量丰富，新生儿时期最为丰富，随着年龄增长，含水量逐渐下降，一般认为椎间盘随着年龄变化发生了退行性变，与颈椎病的形成关系密切。

3. 脊髓和神经根 脊髓和神经根被保护在椎骨的椎弓和椎体之间的椎间孔内，如脊柱退行性变，孔径变窄，会引起椎管狭窄或椎间孔狭窄，压迫脊髓或神经根，引起肢体无力、麻木甚至步行困难，大、小便失禁等症状。

4. 血管 颈椎两侧的横突孔内走行椎动脉，为大脑供血，当血管受到刺激或被压迫时，可引起头晕。

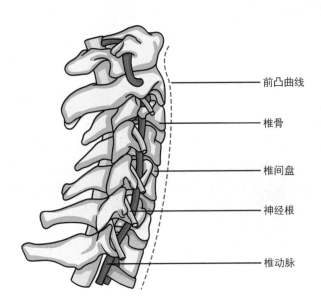

前凸曲线

椎骨

椎间盘

神经根

椎动脉

（王康玲）

2. 哪些**人群**最**容易患颈椎病**

颈椎病一般以 40 岁以上的中老年人为主，这与随年龄增长颈椎发生退行性变息息相关。但是，颈椎病的发生也与我们的生活方式和作息习惯关系密切，长期不良的生活方式有可能导致过早发生颈椎病。

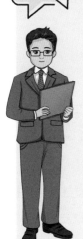

专家说

一些特定人群是颈椎病高发者，包括以下人群。

1. **特定职业者**　长期在电脑桌前办公或长时间低头工作的人群，如电脑工程师、设计师、会计等，长期的身体姿势不良使他们成为颈椎病的好发人群。

2. **生活习惯不良者**　使用高度不合适的枕头入睡，喜好长时间躺着看书、看电视，头部非正常受力，如突然甩头等。

3. **颈部外伤者**　颈部运动急性损伤、交通事故中颈椎挥鞭伤等，均可使颈椎内在结构异常而导致疾病。

4. **解剖结构异常者**　一些脊柱先天畸形者，如先天性椎管狭窄、先天性椎体融合、颈肋综合征等，均可发生颈椎病。

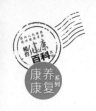

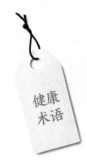

健康
术语

挥鞭伤：颈部在受到后方或侧方的撞击后出现急剧加速／减速，由此造成的骨骼或软组织损伤。颈椎活动类似"挥舞中的鞭子"，故称之。挥鞭伤的发生与道路交通伤密切相关，在追尾事故中多见。

（王康玲）

关键词

颈椎病　退行性变　年龄

3. 为什么**颈椎病**
越来越**年轻化**

　　29 岁的网络直播达人晴晴近日来医院门诊就诊，她主诉颈项疼痛、僵硬伴头晕，医生在仔细查体并行颈椎 X 线检查后发现晴晴颈椎生理曲度消失，且多个椎间盘已发生退行性变。

　　与身体其他器官一样，颈椎间盘也随年龄的增长而发生退行性变，引发一系列颈椎病症状，这是一种老化现象，但像 29 岁的晴晴这样的年轻人为什么也会出现颈椎的老化现象？

专家说

社会因素和个人行为综合作用使颈椎病有年轻化趋势

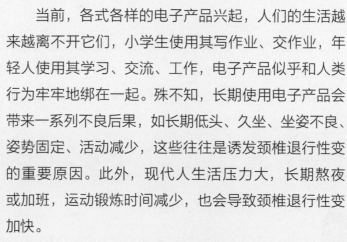

当前，各式各样的电子产品兴起，人们的生活越来越离不开它们，小学生使用其写作业、交作业，年轻人使用其学习、交流、工作，电子产品似乎和人类行为牢牢地绑在一起。殊不知，长期使用电子产品会带来一系列不良后果，如长期低头、久坐、坐姿不良、姿势固定、活动减少，这些往往是诱发颈椎退行性变的重要原因。此外，现代人生活压力大，长期熬夜或加班，运动锻炼时间减少，也会导致颈椎退行性变加快。

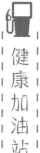

健康加油站

1. 长期低头危害大 长期低头不仅可引起颈肩部肌肉疲劳、紧张，久而久之，颈椎生理曲度也随之发生改变，可出现生理曲度变直或反弓，加速颈部退行性变，并带来颈椎的一系列变化，如骨质增生、颈椎小关节失稳/错位、血管和脊髓受牵拉和压迫等，随之出现颈椎病的各种临床表现。

2. 适当放松有益处 长期保持一个固定姿势工作或学习时，不妨限定时间（如间隔 40~50 分钟）停下，做颈椎保健操，既可以放松颈肩部，预防疾病，也可以放松心情，提高工作效率，一举多得。

（王康玲）

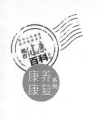

4. 为什么**颈椎病**容易**复发**

颈椎病是一种脊柱退行性疾病，退行性变常不可逆转，症状在治疗后又可能再出现，反反复复，给人们带来一定的困扰。颈椎病为什么容易复发？主要与颈椎本身的特点和不良生活习惯有关。

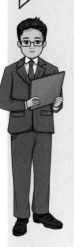

颈椎病复发主要考虑两方面因素。

1. 颈椎本身的特点

（1）颈椎的解剖和生理功能：颈椎活动度大而稳定性差。颈椎承担头部的重量并参与头部的活动，其活动度较胸椎、腰椎大许多，但其椎体相对较小，且不像其他节段脊柱有胸廓、腹部肌群和骨盆的辅助，因而稳定性相对较差；活动度大与稳定性差成为其明显特点，当颈部肌肉痉挛、肌肉损伤等致颈椎稳定性受损时，则可引发相应的不适症状，导致症状再出现。

（2）颈椎周围结构复杂：颈椎周围结构较复杂，有重要的神经、血管，并且容易发生骨质增生与退行性变，造成局部刺激与狭窄，引发相关症状。

2. 个人因素

（1）姿势不当：长时间保持不良的坐姿或站姿，如低头使用手机、平板电脑、计算机等，会使颈椎局部肌肉长期处于紧张状态，造成肌力不平衡。

（2）缺乏锻炼：我们常常进行四肢的肌肉训练，而颈椎肌群的锻炼却往往被人们忽视。缺乏适当的颈部锻炼，颈部肌肉力量不足，无法有效维持颈椎的活动，也会增加颈椎病的复发风险。

（3）心理压力：长时间承受较大的心理压力，也可能在原有颈椎病的基础上导致肌肉紧张和颈椎疼痛，从而增加颈椎病的复发风险。

（4）睡眠质量差：睡眠质量差和枕头不合适，可能导致颈椎得不到充分的休息和修复，会加重肌肉疲劳和颈椎不稳定。

（5）头颈部外伤：由于颈椎的稳定性较差，若发生突发转颈、外伤撞击等，都容易破坏颈椎的稳定性，导致症状复发。

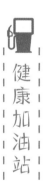

健康加油站

生活中有些小妙招能让我们
尽可能地减少颈椎病复发概率

1. 养成良好的生活习惯　不要长时间伏案工作或使用电脑，选择合适的座椅和枕头。

2. 定期进行颈椎锻炼　游泳、拉单杠、放风筝等运动对增强颈部肌肉力量有帮助。

3. 适当进行颈椎保暖　可佩戴围巾或披肩使颈部保暖。

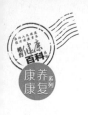

4. 生活中注意保护颈椎　开车、乘车需注意做好安全措施，乘车过程中尽量避免睡觉，防止因急刹车致颈部外伤；各种锻炼动作要轻缓，活动过程中尽量避免头颈部受伤。

（王康玲）

关键词

颈椎病　疼痛　活动受限

5. 为什么**颈椎病**会严重**影响日常生活**

　　颈椎虽只有 7 块椎骨，但其周围结构复杂且椎体活动频繁，是连接肢体与大脑的重要通路。当颈椎及其周围组织发生病变时可相互影响，产生一系列的不适症状，影响患者的日常生活。

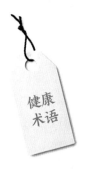

落枕： 是民间的说法，实际上是一种常见的急性颈肩部组织损伤，大部分落枕和睡眠姿势有关。患者常常在醒后发现颈肩部肌肉明显疼痛，伴或不伴有颈部活动受限，这与其采用不良睡姿睡眠致颈肩部肌肉被强行牵拉、撕扯，导致局部肿胀、淤血并刺激神经末梢产生疼痛有关。

专家说

颈椎在人体脊柱椎体中体积最小但灵活度最大、活动频率最高、负重仅次于腰椎。颈椎病的许多症状都会影响患者的日常生活。

疼痛是最常见的症状，它的表现形式不一，有酸胀痛、僵痛、刺痛、烧灼样痛、牵拉痛、后脑勺跳痛、肢体放电样疼痛等，还会伴有颈部活动受限。疼痛使人坐立不安，无法入睡，不能正常地工作和生活。人们常说的"落枕"就表现为颈肩部肌肉疼痛和颈椎活动严重受限，一般经治疗后常可痊愈，但反复"落枕"则需要引起重视。

头晕也较为多见。当头转到某个角度时会出现周围物体旋转，或感到自己的身体在晃动而产生不稳感，有的人会因此晕倒而造成损伤。也有的人没有头晕而仅是持续的头部昏沉感，自觉头重脚轻，整日打不起精神，无法专注于正在进行的事情。

四肢麻木是严重颈椎病的信号。有的人会出现肢体从上往下走行的放射样疼痛，下肢有可能出现腿软，严重的还会出现行走困难，当出现这些症状时需要及时就医。

除上述常见症状，颈椎病还经常伪装成其他疾病，如高血压、肠胃炎、眼部疾病等，也有可能是由颈椎病引起的。

（王康玲）

6. 为什么**颈椎病**可能会引起 **大、小便功能障碍**

颈椎病会出现疼痛、运动、感觉、心理等多种功能障碍，还可能会造成尿失禁、尿潴留、大便失禁、便秘等，令人难以启齿。

专家说

颈椎虽然离掌管大、小便功能的膀胱和直肠有一定的距离，但累及脊髓的颈椎病往往可能出现大、小便功能障碍，这与我们脊髓的神经功能密不可分。

颈椎椎管内走行着重要的神经组织——脊髓，它向大脑传导身体和四肢的各种感觉，同时也将大脑发出的指令传导到身体各部位的运动器官，其中就包括掌管排尿功能的膀胱和掌管排便功能的直肠。当颈椎间盘突出压迫后方的脊髓时，可导致受压区下方的运动器官失去大脑的控制，膀胱失去大脑中枢的控制则可出现尿失禁或尿潴留，直肠失去大脑中枢的控制则可出现便秘或大便失禁，这就是为什么颈椎病也可能会引起大、小便功能障碍的原因。

如果发现颈椎病引起了大、小便功能障碍，提示可能是严重的颈椎病类型，需要重视并及时到医院就诊。

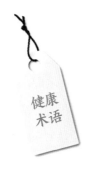

健康
术语

神经传导：指神经纤维电化学信号发生顺序变化的过程。当神经受到刺激（如电刺激）时，细胞膜的通透性会发生改变，细胞内外的电解质（常见的有钠离子和钾离子等）浓度产生变化，这种变化进一步诱发细胞的电位变化，并在细胞内和细胞间顺序传播，从而将信号从神经的一端传导至另一端。

（王康玲）

关键词

骨质增生　衰老　骨骼平衡

7. 为什么影像学显示 **颈椎骨质增生，** 但是**没有明显症状**

　　常常有人在颈椎影像学检查时发现检查报告提示颈椎骨质增生，却没有任何症状，这是为什么呢？其实骨质增生（也称骨刺）并不是一种疾病，是身体的一种正常现象。随着年龄的增长，人的身体也会逐渐衰老，骨质增生就是人体衰老的一种退化现象，这是不可避免的。

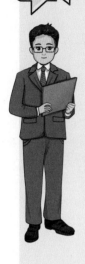

人类骨量约在 35 岁时开始下降，骨质会出现疏松和退化，如有不良生活习惯，可让骨骼退化提前发生。因为外部原因，骨骼平衡被打破，可促使相关的关节和韧带长期处于应力改变状态，人体便启动相应的保护与调整机制，体内的钙、磷重新分布，关节韧带根部逐渐钙化和骨化，导致骨质增生。人体到一定年龄常常会在活动较多且负重较大的关节（如颈椎、腰椎、膝关节等）部位出现不同程度的骨质增生，但不一定有相应的临床表现，也不一定诊断为疾病。

骨质增生与症状或疾病并不是对等的关系，要理性地看待影像学结果，不要焦虑紧张，也没有必要发现骨质增生就一定要去除。

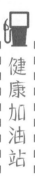

健康加油站

尽管骨质增生不是一种疾病，但是颈椎骨质增生的发生部位很关键。只有生长在特定部位并长到一定程度时才有可能出现相关症状。

1. 颈椎前部及侧方的增生通常影响不大，一般无明显症状，也不需要特殊处理，偶有部分人群颈椎前方骨质增生较明显时可刺激或压迫颈椎前部组织，如食管，引起咽部异物感、吞咽困难等症状，但往往较少见。

2. 颈椎后侧的骨质增生如向后生长可压迫脊髓、神经根，导致神经受压而出现上肢疼痛、乏力，或步行困难，大、小便失禁，行走有"踩棉花"感等症状，发生这些改变时常常需要及时就医。

3. 颈椎小关节的增生因其毗邻关系，可刺激周围的血管和 / 或神经，引起头痛、头晕、胸闷、情绪改变等症状。

（王康玲）

关键词

脊柱 颈椎病 曲度

8. 影像学提示
颈椎生理曲度变直，
是患颈椎病了吗

正常来说，颈椎的生理曲度是向前的，但现代人因长期伏案工作、经常使用电脑 / 手机、习惯高枕睡眠等原因，常常在颈椎 X 线检查后发现颈椎生理曲度变直，这是颈椎病的表现吗？其实，颈椎生理曲度变直也是颈椎退行性变的表现形式之一，但并不代表一定患有颈椎病。

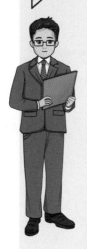

根据《颈椎病的分型、诊断及非手术治疗专家共识（2018）》，颈椎病的诊断需要符合以下几个要求。

1. 具有相关的临床表现。

2. 颈椎影像学检查提示颈椎间盘或关节突关节退行性变。

3. 临床表现与影像学结果相对应。

所以，如果仅影像学发现颈椎生理曲度变直而没有颈椎病的相关临床症状，并不能认为患上了颈椎病。

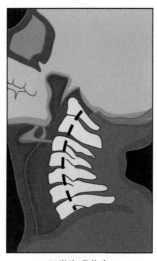

正常生理曲度

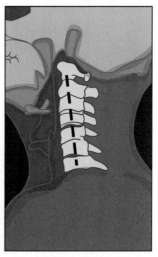

生理曲度变直

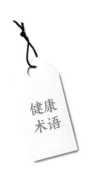

脊柱生理曲度：脊柱从矢状面观有四个生理弯曲，分别为颈曲、胸曲、腰曲和骶曲。其中，颈曲和腰曲凸向前，胸曲和骶曲凸向后。脊柱的生理曲度是为了适应人体直立行走的需要进化而形成的。作为人体的中轴骨，脊柱有传导自身重力及外部作用力的作用，如果脊柱不存在生理曲度而呈"棍子"般的竖直状态，那么人体在一些日常活动（如跑、跳等动作）中将承受巨大的力和反作用力而易受到伤害。

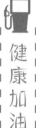

尽管颈椎生理曲度变直未必代表患有颈椎病，但也给人们敲响了警钟，因为它常常代表颈椎发生了退行性变。颈椎生理曲度的变化，可改变原来平衡的颈部肌肉张力，并随之引发韧带、骨骼变化，引发一系列的颈椎病理改变，最终导致不同类型颈椎病的发生。因此，当发现颈椎生理曲度变直时，往往需要改变现有的不良生活方式和习惯，保护颈椎。

（王康玲）

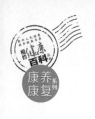

9. 为什么**颈椎病**会引起
头晕、头痛

颈椎病会引起头晕、头痛，是因为颈椎周围存在颈交感神经、椎动脉等重要结构，当颈椎出现骨质增生、关节不稳定而过度移动时，可能牵拉、压迫并刺激神经和血管，引起交感神经兴奋或抑制、椎动脉痉挛，进而导致头痛、头晕、心悸、血压变化、视物不清等症状。这些症状可由大幅度的头部活动诱发或加重，突然出现并自行缓解，有反复发作的倾向。

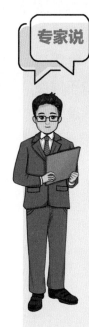

专家说

1. 颈部是生命的"主干道" 脑位于头部，包括大脑、间脑、脑干、小脑等部分，是负责人的觉醒、运动、感觉、认知、记忆、情感和意志等重要神经功能的结构。颈部的颈椎和肌群支持了头部的直立与转动，脊髓和周围神经承担了头部与身体各部位之间的神经信号传递，而颈部的血管则保证了脑的血供，使脑细胞有充足的氧气和能量进行工作。此外，颈部还有气道、食管、甲状腺等重要器官。颈部的解剖结构复杂，不同功能的组织器官相邻、交织，故而颈部的疾病常可引起复杂多变的症状表现。

2. 头晕、头痛不一定是颈椎病 头晕、头痛可由多种疾病引起，而头晕、头痛的性状、持续时间、诱因、加重或缓解因素、合并症状等常可用于鉴别病因。出现头晕、头痛症状时，可注意记录以下特征：头晕时有无天旋地转感？有无耳鸣、恶心、胸闷、胸痛、心慌等感觉？是否与体位变化有关？有无血压升高或降低？头痛位于单侧还是双侧、局部痛还是全头痛，是刺痛、跳痛或胀痛？症状持续数秒、数小时还是数日？近期是否服用特殊药物或饮茶、酒、咖啡？详细的症状描述有助于医生诊治疾病，选择合适的检验检查和治疗方法。

头晕、头痛也可能是严重疾病的早期表现。由多种不同病因引起的脑供血供氧不足、颅内压升高，在早期亦可出现头晕、头痛症状。其中，心肌梗死、严重心律失常、脑卒中、颅内感染等疾病尤其凶险危急，需要尽早救治。吸烟史、高龄或肥胖，既往高血压、冠心病、糖尿病、高脂血症病史等均为心脑血管疾病的危险因素。当出现头晕、头痛，合并高热、喷射性呕吐、视力障碍、嗜睡、意识丧失、肢体乏力、言语含糊、胸闷、胸痛等症状时，应尽快前往急诊就诊，排除急危重症。

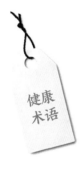

健康术语

椎动脉： 通常分为左右两条，起自锁骨下动脉第一段，向上穿第 6 至第 1 颈椎横突孔，经枕骨大孔入颅，在脑桥、延髓交界处合成基底动脉，负责大脑半球后 1/3 及部分间脑、脑干和小脑的血供。

（伍少玲）

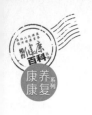

10. 为什么**颈椎病**会引起 **上肢麻木无力**

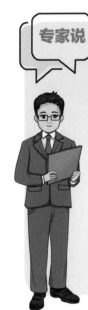

颈椎病　臂丛神经　神经根

　　臂丛神经由第 5~8 颈神经前支和第 1 胸神经前支大部分组成，负责上肢的感觉和运动功能。颈神经根从脊髓主干上发出，穿过颈椎，组成臂丛，支配上肢。长时间姿势不良、衰老等因素会导致颈椎发生退行性变，出现骨质增生、椎间盘突出，使颈神经根受压，继而引起上肢感觉及肌力异常，出现麻木或无力的症状。此类颈椎病被称为神经根型颈椎病，是临床最常见的类型。

专家说

　　颈椎牵引是治疗神经根型颈椎病常用且有效的方法，有助于解除颈椎肌肉痉挛、松解软组织粘连、缓解疼痛；改善或恢复颈椎的正常生理曲度；使椎间孔增大，解除神经根的刺激和压迫。运动疗法可增强颈背肌的肌力，增加颈椎的稳定性，减少神经刺激。手法和关节松动术也是常见的治疗方式，能调整脊柱的解剖和生物力学关系，缓解痉挛、减轻疼痛。需特别强调的是，与手法相关的治疗应寻求专业的医务人员进行。

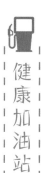
由于年龄增长或某些不良姿势（如长时间低头），颈椎间盘会发生退行性变、高度降低等变化，出现骨质增生、韧带骨化及小关节扭转、错乱等现象，从而压迫周围的神经和血管。不同部位的神经根受压会引起相应部位出现感觉和运动异常：如颈5神经根受压，导致肩部及上臂外侧出现麻木和肌力减退。颈6神经根受压，常在上臂、前臂桡侧至拇指处出现异常感觉。颈7神经根受压，从肩后迁延至肱三头肌和前臂后外侧出现麻木和疼痛，以中指的症状最为显著。颈8神经根受压，可致环指和小指尺侧出现麻木，常伴有手内在肌肌力减退。

（伍少玲）

11. 为什么**颈椎病**还会引起**下肢麻木无力**

当颈椎病患者出现下肢麻木无力时，应该要引起高度重视，因为这可能是颈椎病中最严重的一种分型——脊髓型颈椎病。此型颈椎病是由于椎间盘退行性变、骨质增生、韧带骨化等多种原因压迫脊髓或压迫供应脊髓的血管，导致脊髓逐渐变性，引起四肢的感觉和运动异常，还可能出现大、小便功能障碍等。脊髓型颈椎病通常起病较为缓慢，逐渐加重或时轻时重。外伤（如摔倒或者骑车）可导致急性发病或病情突然加重。

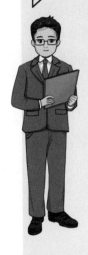

脊髓型颈椎病患者的典型症状：多数患者首先出现一侧或双侧下肢麻木、沉重，随后出现行走困难，下肢各组肌肉发紧，抬步慢，不能快走。严重者出现步态不稳、行走困难，双足有"踩棉花"感。病情加重时出现一侧或双侧上肢麻木、疼痛，双手无力、笨拙不灵活，拣豆、写字、系扣、持筷等精细动作难以完成，持物不稳容易坠落，躯干部出现感觉异常，患者常伴有"束带感"，同时下肢可有烧灼感、冰凉感、麻木或蚁走感。部分病情严重的患者出现膀胱、直肠功能障碍和性功能减退。最终可能会导致肢体完全瘫痪，生活不能自理。

脊髓型颈椎病是最严重的一类颈椎病，出现症状时应尽快就医，完善相关检查。症状轻微者可先行物理治疗，扩张颈椎部位的血管，改善局部血液循环，解除肌肉痉挛，消除神经根、脊髓及周围软组织的炎症、水肿，减轻粘连。如脊髓压迫症状较为明显、经保守治疗无效且病情日益严重者，应当积极行手术治疗。

（伍少玲）

12. 为什么**颈椎病**会引起 **心慌、心前区不适**

近年来，随着"低头族"越来越多，颈椎病的发病率也越来越高。颈椎病是由于颈椎间盘退行性变，及其继发性关节突关节退行性变引起颈部脊髓、神经、血管受到刺激或压迫，造成损伤，而产生的一系列症状和体征。其症状通常包括颈部疼痛、僵硬和活动受限、肢体疼痛麻木、无力等。然而，一些颈椎病患者还会出现心慌和心前区不适等症状。这类患者可能患有交感型颈椎病，主要原因包括神经压迫引起交感神经系统的过度激活或调控失衡、颈部血管受压或肌肉痉挛导致头颈部血液供应减少、疼痛信号的传播和感知障碍等。

颈椎病导致的椎间盘突出或骨刺形成可能对周围神经产生直接压迫，其中包括交感神经系统。交感神经系统负责调节心率、血压等生理过程。神经受压可导致交感神经过度激活或调控失衡，引起心慌和心前区不适等症状。颈椎病也可能会导致颈部血管受压，减少颈部和大脑的血液供应，导致心血管系统异常感觉，出现心前区不适等症状。此外，颈椎病可能引起颈椎周围肌肉痉挛，进一步影响血液流动，加重心前区不适。此外，颈椎病引起的疼痛信号可能通过神经递质传导至其他部位，包括胸部和心前区，导致心慌和心前区不适。

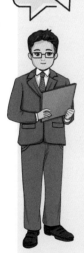

颈椎病　心慌　交感型颈椎病

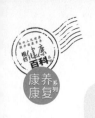

当然，心慌、心前区不适等症状并非只有颈椎病可以引起，还可能与其他心血管疾病、内分泌疾病、焦虑、神经症等有关。因此，当出现这些症状时，综合考虑其他可能的原因，及时就医至关重要。

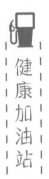

以下建议有助于减轻颈椎病引起的心慌、心前区不适。

1. 正确的姿势和活动习惯　保持正确的坐姿和站姿，避免长时间低头或仰头。在使用电子设备时，保持眼睛与屏幕相平，减少颈椎的负担。

2. 颈部锻炼　进行适度的颈部伸展和锻炼，有助于增加颈部的柔韧性和稳定性。颈椎操等运动可缓解颈部紧张和改善血液循环。

3. 枕头和床垫的选择　使用符合人体工学的枕头和床垫，以维护颈椎的生理曲度。

4. 避免颈部劳损　长时间保持同一姿势可能增加颈椎的负担，定期休息和改变姿势非常重要。

5. 及时就医　如果出现严重或持续的心慌和心前区不适，建议及时就医，接受专业的医学评估和治疗，以排除心血管、内分泌等相关疾病。

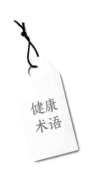

交感型颈椎病：交感型颈椎病是因为椎间盘退行性变和节段性不稳定等因素导致颈椎周围的交感神经末梢受到刺激，产生交感神经功能紊乱，从而引起疾病，可累及多个系统。患者可出现头晕或眩晕、头痛等头部症状；心悸、胸闷、心律失常、血压变化等心血管症状；眼胀、眼睛干涩或多泪、耳鸣、鼻塞等眼耳鼻喉部症状；恶心、呕吐、腹胀等胃肠道症状等。

（伍少玲）

13. 为什么很多人 **症状表现不同，** 但都被诊断为 **颈椎病**

　　颈椎病是一种以椎间盘退行性变为基础的疾病。由于颈椎长期劳损、骨质增生或椎间盘脱出、韧带增厚，使脊髓、神经根、椎动脉受压出现一系列功能障碍的临床综合征。在临床上，虽然很多人症状表现不同，但都被诊断为颈椎病，这是由于颈椎病有多种分型，每种分型表现不同。

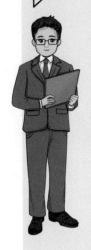

根据颈椎病压迫的部位不同，颈椎病有许多分型，主要的分型及临床表现如下。

1. 颈型颈椎病 常因颈椎生理曲度改变而引起颈部疼痛等不适，可伴有椎体间不稳定或轻度骨质增生等变化，但没有椎间隙狭窄等严重改变。此型在临床上极为常见，是最早期的颈椎病，又称软组织型颈椎病。表现为颈部肌肉疼痛、不适感与活动受限，如颈痛、颈部发僵、周围肌肉酸痛等症状。通过按摩或者活动可有好转，但劳累后、姿势不正会加重。不适感有时会扩散至肩背部。

2. 神经根型颈椎病 由于椎间盘髓核突出或脱出，后方小关节骨质增生或创伤性关节炎，钩椎关节骨刺形成，以及相邻的三个关节（椎体间关节、钩椎关节及后方小关节）的松动与移位等对脊神经根造成刺激与压迫，从而产生症状，该类型最为常见，约占颈椎病的 70%。一般有明显的颈椎旁压痛或叩击痛，典型症状为神经根受压而产生与受累神经根分布区域一致的上肢放射性疼痛或麻木。严重者甚至出现上肢肌肉萎缩、沉重无力等症状。

3. 脊髓型颈椎病 主要是由于颈椎间盘退行性变，纤维环及覆盖的后纵韧带后突等原因，导致脊髓受压与血供障碍，脊髓内神经纤维数减少，出现脊髓神经脱髓鞘、坏死等现象，最后表现出一系列症状。临床表现因病变脊髓被侵袭的程度、部位和范围而异。

上肢通常可表现为双手笨拙、无力等，随着病情发展可有上肢肌力减退、肌肉萎缩等症状。下肢可表现为麻木、沉重、走路不稳，可出现"踩棉花"感。部分患者躯干部可出现感觉异常，胸部、腹部或者双下肢有"束带感"。

4. 椎动脉型颈椎病　因各种机械性与动力性因素使椎动脉遭受刺激或压迫，导致血管狭窄、扭曲而造成椎 - 基底动脉供血不全。可以表现为发作性眩晕，有时因颈部位置改变而出现恶心、呕吐、耳鸣或听力下降等。

5. 交感型颈椎病　由于椎间盘退行性变和节段性不稳定等因素，对颈椎周围的交感神经末梢造成刺激，产生交感神经功能紊乱等症状。常出现头晕头痛、记忆力减退、注意力难以集中，或耳鸣、听力下降、恶心、腹胀、消化不良等症状。

6. 混合型颈椎病　颈椎病的五种类型中有两种以上存在于一个患者身上，称为混合型颈椎病。其在临床上较为多见，病程较久的患者常常多型并发，因此在诊断和治疗时应主次分明，优先处理引起患者疼痛及功能障碍的主要病变。

另外，部分患者因椎间盘退行性变而继发前纵韧带及骨膜下撕裂、出血、机化、钙化及骨刺形成而压迫椎体前方的食管时，可出现吞咽困难等症状，临床上相对少见。

（伍少玲）

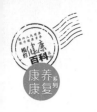

14. 落枕与颈椎病
有关系吗

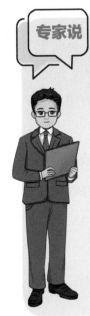

颈椎病　落枕　颈椎不稳

　　落枕指晨起出现颈部疼痛、活动受限的一种疾病，多由睡姿不良、枕头高度不合适、受寒等引起的颈部肌肉挛缩或小关节紊乱，从而出现颈椎疼痛、活动受限。而颈椎病的症状也包括颈部疼痛、僵硬和活动受限等。那么，落枕与颈椎病一定相关吗？落枕和颈椎病的症状虽有重叠，但两者并无直接关系，可通过具体的临床表现和影像学检查相鉴别。而长期落枕可能导致颈椎不稳并促进颈椎病发生，反复落枕可认为是颈椎病的先兆。

专家说

　　落枕多由颈部受凉、过度劳累、睡姿不良、枕头高低软硬不合适、心理压力大等原因引起，使颈部肌肉遭受长时间的过度牵拉而发生异常收缩或痉挛，一般在影像学上无阳性征象。落枕属于自限性疾病，可通过热敷、局部理疗、适当颈部活动训练、必要时口服镇痛药物等缓解症状。长期反复落枕可能产生颈部慢性劳损，可能提示颈椎周围的韧带、肌肉松弛，丧失维持颈椎稳定性的能力，使颈椎不稳，进而发展成颈椎病。当落枕反复发作并逐渐加重时，建议及时就医进行颈椎相关检查。

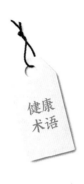

颈椎不稳： 主要包括累及肌肉动力性系统的不稳（简称动力性不稳）和累及韧带、椎间盘和骨关节的静力性系统的不稳（简称静力性不稳）。颈椎周围肌肉的劳损和退行性变会引起颈部肌肉的主动调节控制失衡，使颈椎在各项运动中难以保持运动中的平衡，出现动力系统性不稳，引起颈部疼痛，同时出现颈椎生理曲度变直等静力性系统的代偿反应。

（伍少玲）

15. 为什么**颈椎不舒服**去就诊时，做了 X 线检查还要做**磁共振检查**

在日常的门诊中，颈椎病是许多患者就诊的原因，为明确颈椎病的诊断与分型，医生常常会让患者拍颈部 X 线片，但当患者拿着 X 线片结果回到诊室时，医生却又让患者进行磁共振检查，这是为什么呢？这是由于 X 线片和磁共振检查提供给医生的信息是不同的，X 线片主要用于辅助判断骨性结构的改变，而磁共振检查可以提供丰富的软组织病变信息，有助于医生在 X 线片检查结果的基础上进一步明确病情，为后续的康复治疗提供依据。

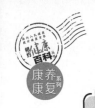

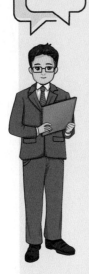

专家说

1. 颈椎病行 X 线检查可以看到什么

（1）在 X 线片中，可以看到颈椎的骨性结构，如组成颈椎的骨骼、椎间隙、颈椎的生理曲度等，从而判断颈椎是否存在骨折、脱位、不稳、颈椎骨质增生、变形等情况。

（2）另外，医生通过 X 线片可以初步判断椎间隙的狭窄情况，椎间隙狭窄一般是由椎间盘突出引起的，所以 X 线片有助于医生初步判断引起不适症状的责任节段。有时为进一步明确诊断，可能还需要进一步行颈椎计算机断层扫描（computed tomography，CT）检查或磁共振检查。

2. 颈椎病行磁共振检查可以看到什么

与主要提供骨性结构信息的 X 线片不同，磁共振检查可以提供丰富的软组织信息，有助于医生进一步诊断颈椎病的分型，进行针对性的治疗。

（1）磁共振检查可以清楚地显示椎间盘突出的方向与程度，从而判断椎间盘压迫的位置。

（2）磁共振检查可以清晰显示颈段脊髓和神经病变，如狭窄、占位、缺血、坏死、软化等情况。

（3）磁共振检查还可以清晰显示颈部肌肉韧带、关节囊、脂肪组织等软组织结构改变。

3. 拍了 X 线片还需要做磁共振检查吗

对于有些患者来说，颈部磁共振检查是必需的，它可以明确颈椎病的病因与分型，并进一步排除其他易混淆的疾病。有时由于一些医院磁共振检查的预约等待时间较长或磁共振检查费用较X线检查费用高等情况，医生会先建议患者做X线检查，初步排除一些骨性结构相关的疾病。如需进一步诊疗，再进行磁共振检查，这在一定程度上，可以为部分患者节省时间与费用。另外，从临床角度考虑，X线检查和磁共振检查相结合，可以帮助医生更好地为患者诊治，使患者获得精确的治疗。

（伍少玲）

二

颈椎病
康复治疗
怎么办

16. 为什么**颈椎病**患者要经常**调整姿势**

身处网络时代，我们经常可以从各种科普文章、信息资讯中看到很多预防颈椎病的保健方法和建议，其中，保持正确姿势经常被提及。这是因为，颈椎病的发生、发展与行为习惯和不良姿势密切相关。但是，对于颈椎病患者而言，"标准姿势"的保持并不是第一位的保健方法，定期调整姿势更重要。这是因为，长时间保持任何姿势都有可能给颈椎带来巨大的负担，加重颈椎病的症状。

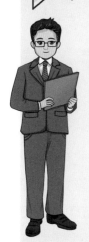

颈椎病的发生发展与姿势的关系非常密切。长时间保持同一姿势，无论是站立、坐着还是躺着，无论是否为"标准姿势"，都可能导致相应的肌肉疲劳、关节僵硬和血液循环不畅，进而增加颈椎等部位的负担，引发各种疼痛和不适，加速颈椎及椎间盘的退行性变。

日常生活中，良好的生活习惯、正确的行为和姿势调整可以延缓退行性变的发生和进展。因为不同的姿势会涉及不同的肌群和关节，变换姿势可以让这些肌肉和关节轮流休息和放松，从而避免过度劳损。同时，变换姿势也可以促进血液循环，帮助身体更好地输送氧气和营养物质，维持正常代谢。

椎间盘退行性变　姿势

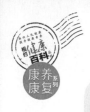
　　因此，对于颈椎病患者而言，"最好的姿势是下一个姿势"，这一观点强调了变换姿势的重要性。它意味着没有一个固定的、适用于所有情况的"最佳姿势"，而是要根据个人的身体状况、活动需求和环境条件不断调整和优化姿势。建议颈椎病患者在工作或娱乐时，每隔1小时变换一次体位，比如长期坐位伏案工作者要每隔1小时适当站立、后仰头部和颈椎，避免颈后部肌肉长时间承受负荷和产生疲劳。同时也应注意避免会带来身体伤害的不良姿势，如长时间卧床阅读、看电视，无意识的甩头动作等。

（伍少玲）

17. 为什么患**颈椎病**以后要尽早进行**康复治疗**

　　随着现代社会工作及生活方式的改变，颈椎病呈现年轻化趋势。多数颈椎病患者在最初症状出现时，认为可以通过休息实现缓解，直到症状加重、不能逆转时才加以重视。但此时因症状严重，患者的工作和生活往往会受到影响，同时颈肩部长时间疼痛、麻木也会导致患者焦虑、失眠，严重影响患者的生活质量。因此，颈椎病的治疗重点是早预防、早发现、早康复。

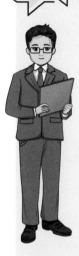

专家说

患颈椎病以后，一定要到正规的医疗机构就诊，尽早开始康复治疗。康复治疗介入得越早，康复效果越理想。规范、科学、个性化的康复治疗具有重要的临床意义。

1. 缓解疼痛　颈椎病早期症状主要为肩颈部的僵硬不适和疼痛，通过康复治疗，可以有效改善局部血液循环、放松颈肩部肌肉及软组织，缓解疼痛。

2. 改善颈椎功能　早期康复治疗可以改善颈椎关节活动度，提高颈部肌肉力量和耐力，增强颈椎稳定性，改善颈椎功能。

3. 提高生活质量　颈椎病会对患者的工作、学习、睡眠、心理等造成干扰，影响患者的生活质量。早期康复治疗可以帮助患者减轻症状，恢复功能，调节心理状态，提高生活质量。

4. 预防复发　颈椎病如不注重行为纠正和日常保健，非常容易复发，尤其是久坐办公、低头伏案、不良姿势等容易导致症状反复。康复治疗可以帮助患者调整不良姿势，提高患者对颈椎病预防和复发干预的重视程度，学会正确的日常保健方法，预防颈椎病复发。

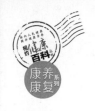

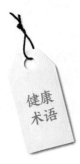

生活质量： 指个体在生理、心理、社会功能方面的状态和水平。生活质量是个体对自己的主观评价，具有文化依赖性，必须建立在一定的文化价值体系之上。

健康加油站

以下日常保健措施可帮助患者改善症状、预防复发。

1. 改变行为方式 患者应重视行为习惯的纠正，避免弓背坐姿和低头伏案，定时改变体位；避免风寒、潮湿；睡眠时选择合适的枕头等。

2. 颈椎自我牵伸 让患者居家开展颈椎前方、后方及侧方软组织自我牵伸，保持软组织柔韧性及颈椎活动度。

3. 加强颈部肌肉锻炼 让患者利用弹力带、自身重力或自我加压抗阻等方式开展颈椎屈曲、伸展、左右侧屈、左右旋转等方向等长及小范围等张渐进抗阻训练，加强颈部肌肉力量和耐力，提高颈椎稳定性。

（郗淑燕）

18. 为什么**颈椎病**患者需要选择**合适的枕头**

关键词

颈椎病 枕头 生理曲度

成年人一天有 1/4~1/3 的时间是在睡眠中度过的。枕头是维持头颈部正常位置的主要工具，这个"正常"位置是指维持颈椎本身的生理曲度，使人在熟睡时颈部肌肉既可以充分放松，也能对头颈部起到相对制动与固定的作用，减少睡眠时头颈部的异常活动。

已经患有颈椎病的人，不良的睡眠体位如枕头过高、过低、过软等，可能会使颈椎长期处于非生理状态，进而诱发或加重颈椎病症状。因此，颈椎病患者应选择合适的枕头，以缓解颈椎负担、保持颈椎稳定，提高睡眠质量，预防颈椎症状加重。

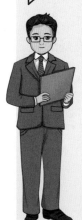

理想的枕头应符合人体工程学原理。

1. 枕头的高度 应贴合颈椎病患者生理曲度的要求，一般与自己握拳、手侧立起来的高度相同，生理曲度变直的患者可以略低。侧卧位时可将枕头调至与肩等高。

2. 枕头的硬度 枕头应软硬适中，具有良好的弹性和透气性，以在颈椎位置形成支撑作用。

3. 枕头的弧度 建议选择中间低、两边高的枕头，帮助颈椎恢复生理曲度的同时，起到支撑和固定作用。

4. 枕头的位置　枕头应放置于颈后而不是头部，保持颈部略后仰，标准为睡觉时能垫起颈部的同时，保持枕部紧靠床面。

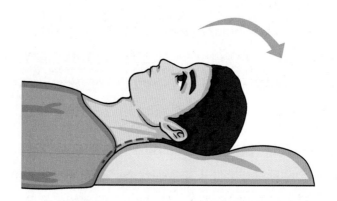

在颈椎病的康复过程中，充分地放松和休息以及维持颈椎稳定有助于减少颈椎负荷，维持颈椎外在的肌肉平衡和正常的生理曲度，也有利于关节突关节炎症消退，缓解颈椎症状，提高康复疗效。因此，卧床休息时枕头的选择和颈部姿势的调整对于颈椎病康复有重要意义。

（郗淑燕）

19. 应该如何**选择**不同类型的**颈部护具**

关键词

现代人由于长时间使用手机、电脑等电子产品，出现了越来越多的颈部问题。市面上也出现了越来越多的"防低头神器"，这些"神器"形状、功能、种类繁多，到底能不能帮助我们改善颈部问题呢？

其实，"防低头神器"的本质就是颈部护具。颈部护具常用于颈椎骨折或术后保护颈椎，维持颈椎稳定性；也可用于颈椎病的保守治疗，通过护具缓解颈椎病的症状。患者应根据需求选择合适的颈部护具。

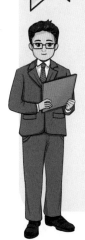

专家说

颈部护具，也称为颈托，是颈椎病的辅助治疗器具，属于医用外固定支具的一种。临床常见的颈部护具种类及适应证如下。

1. 软质颈托 多由毛毡、聚氨酯泡棉或海绵组成，颈托前部较矮，毡垫的大小适合于下颌外形，"支持"颏部，使头—下颌—颈处于轻度屈曲位，后部较高，达枕部，防止头部后仰，避免颈部过伸。适用于落枕、颈部肌肉劳损等软组织损伤的患者。

颈椎病　颈部护具　颈托

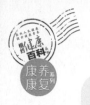

2. 充气式颈托 多由聚酯纤维组成，内含气囊和记忆棉。充气式颈托在充分充气后还有额外支撑作用，类似于颈椎牵引，可以减轻头部对颈椎的压力，增大椎间隙，部分患者可因此缓解神经、血管或脊髓受到的压迫，改善上肢疼痛或麻木等症状。

3. 硬颈托 由硬塑料制成，有的附有金属支持器或调节器。硬颈托的固定和限制作用较大，多用于颈部急性严重损伤，如颈椎骨折、脱位的固定及颈椎术后制动保护等。常用的硬颈托类型包括费城颈托和迈阿密颈托等。费城颈托由聚乙烯泡沫和硬质塑料制成，能够提供颈椎屈曲时的安全支持。迈阿密颈托材质较柔软，贴合于体表解剖轮廓，适应证更广。

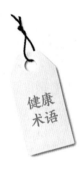

颈托：俗称颈部围领，是颈椎病的辅助治疗器具，属于医用外固定支具的一种，主要用于颈椎骨折固定、脱位复位、颈椎保护等。颈托可用于各型颈椎病，对颈椎间盘突出症、交感神经型及椎动脉型颈椎病急性发作期患者更合适。

（郗淑燕）

20. 为什么**颈椎病**患者不建议**长期佩戴颈托**

关键词

急性发作期 颈椎不稳 颈托

在颈椎不稳或急性疼痛时，颈托就像围巾或者护颈的支撑物，可以帮助固定颈部，缓解颈部疼痛和不适感，有效避免意外。但事实上颈托也是把"双刃剑"，颈椎病患者如果长期佩戴颈托，反而会带来一些不利影响。因此对于大多数颈椎病患者而言，并不适合长时间佩戴颈托，更不能过度依赖颈托，合理使用颈托才能达到最佳治疗效果。

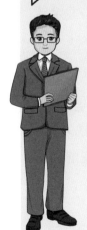

颈托适合用于颈椎病急性发作期或颈椎不稳时，短期佩戴可以起到稳定颈椎、维持颈椎生理曲度、缓解肌肉痉挛、减轻神经压迫等作用。颈椎病患者长时间使用颈托反而弊大于利，常见弊端如下。

1. **颈椎活动受限** 颈托可以起到限制颈椎活动的作用，如果长期佩戴，会造成颈椎僵硬、活动度下降。

2. **颈部肌肉疲劳和萎缩** 长期佩戴颈托会使颈部长时间保持在同一位置，导致局部肌肉疲劳；同时由于颈部肌肉得不到使用和锻炼，会造成颈部肌群失用性萎缩，导致肌力和耐力下降。

3. 颈椎稳定性下降　颈部肌肉具有稳定颈椎的作用，如果长期佩戴颈托，颈部肌肉萎缩，肌力下降，会失去肌肉对颈椎、颈部韧带、椎间盘的保护，可能会导致颈椎退行性病变，颈椎稳定功能也会随之下降。

健
康
加
油
站

　　长期佩戴颈托通常是指佩戴颈托的时间超过 1 个月，这会给患者带来很多不利影响，因此，掌握正确的颈椎佩戴方法非常重要。

　　1. 颈托的佩戴时机　颈椎受伤后急性期建议尽早使用颈托制动，根据病情，可进行严格制动或间断制动。

　　2. 颈托的佩戴时长　颈椎急性损伤或颈椎病急性发作时，佩戴颈托一般不超过 2 周；颈椎骨折或术后佩戴时间应遵医嘱。

　　3. 颈托的正确佩戴方法　如无骨折移位，卧位时可去除颈托；颈托应与颈部贴合，确保颈部不会移动；佩戴颈托时松紧应适宜，颈托过紧易引起呼吸不适，过松则无法达到稳定、减压等治疗效果。如佩戴颈托后原有症状加重或出现新症状，应及时就医。

（郗淑燕）

21. 颈椎一活动就"咔咔"响，还可以进行颈椎活动吗

关键词

颈椎 生理性弹响

日常生活中，很多人在长时间工作后，转动脖子会发出"咔咔"的响声，这种情况是正常的吗？出现响声还可以进行颈椎活动吗？

一般来说，颈椎活动出现的响声大多是颈椎的生理性弹响，响声一般比较清亮，无其他伴随临床症状。这种响声不需要特殊处理，对运动也没有太大影响。但是，如果响声比较沉闷，出现响声时伴有颈部疼痛或者出现一侧上肢麻木等，应该及时就医。

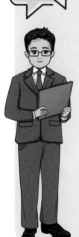

想要解决颈椎活动时会响的问题，首先要清楚颈椎活动时出现响声的"原理"。颈椎活动时发出的响声常与其结构有关，既可见于生理性因素，也可见于病理性因素。

1. 生理性弹响　常在颈椎长时间保持一个姿势，突然开始活动后出现。一般响声单一、清脆，无其他伴随症状。这是由于颈椎的小关节突然改变位置使关节腔内的气体被挤压或破裂发生的弹响，是一种基于正常关节功能的生理现象。

2. 病理性弹响　与颈椎病理性改变有关，响声可以是清脆的、沉闷的或磨砂样的，常伴随颈部疼痛、僵硬、活动受限等表现。常见原因如下。

（1）关节摩擦：颈椎是由多个关节突关节构成的复杂结构，关节出现退行性变、增生、软骨磨损或滑液减少使关节面在活动时出现摩擦音。

（2）软组织纤维化：由于长时间低头伏案等，造成颈部肌肉、筋膜等软组织僵硬或纤维化，活动颈椎时也会出现响声。

（3）颈椎关节功能紊乱：可能与长期使用、姿势不当或精神因素有关。

（4）颈椎退行性变：由于颈椎退行性变，如颈椎骨质增生、椎间盘退行性变等，使颈椎关节滑膜充血水肿、椎间盘突出或韧带肥厚、钙化，都可能造成颈椎活动时摩擦力增加，发出响声。

健康加油站

　　如果只有活动时弹响，没有其他不适，不用担心患有颈椎病。值得注意的是，很多人在弹响后会觉得颈部很放松，因此会刻意转动脖子寻求颈椎活动时的响声，这种做法并不可取，因为长期摩擦或弹响会造成关节和软组织的慢性损伤，加速颈椎退行性变。正确的做法是养成良好的生活和行为习惯，预防颈椎病的发生。

（郗淑燕）

22. 走路有明显的**踩棉花感**，还可以进行**康复治疗**吗

关键词

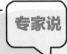

踩棉花感 本体感觉 脊髓型颈椎病

当颈椎病变压迫到走行于椎管内的脊髓时，脊髓的功能会相应受到损害，导致下肢感觉和运动功能异常，通常表现为下肢无力、踩棉花感、走路不稳等症状。

一旦确诊为脊髓型颈椎病，如脊髓受压较重，出现走路不稳，脚下有踩棉花感，甚至二便异常时，有必要积极地进行手术治疗，尽早解除颈椎病变对脊髓的压迫，为神经恢复创造条件。术后应配合规范、科学的康复治疗，改善肢体感觉及运动功能，恢复平衡、步行能力。

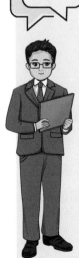

专家说

脊髓型颈椎病是颈椎病中最严重的类型，为慢性进展性疾病，以颈脊髓损害为主要特征。其发病率占颈椎病的 12%~30%，大多数在 50 岁左右发病，男性多于女性。脊髓型颈椎病的主要治疗方式为手术治疗。对于确诊的脊髓型颈椎病，治疗原则如下。

1. 康复治疗 ①对于脊髓受压程度较轻、病程较短、症状不重的患者，可以短期进行康复治疗，如佩戴颈托或进行物理因子治疗、康复治疗等，以减轻颈椎负荷、改善颈椎功能，但需要严格定期随诊，一旦发现病情加重，尽快进行手术治疗；②对于较严重的脊髓型颈

椎病患者，在手术治疗前可以增强心肺功能及耐力，帮助患者更好地耐受手术及尽快进入术后康复；③对于接受手术的患者，应从围手术期开始科学规范地进行康复治疗，协助缓解术后疼痛及早日离床，减少术后并发症风险，促进神经肌肉功能恢复。

2. 手术治疗 ①若患者已出现持筷不稳、双手不灵活、走路不稳、手脚麻木或有踩棉花感等脊髓受压症状时，如无手术禁忌证，原则上应尽快进行手术治疗，解除脊髓压迫；②对于症状呈进行性加重的患者，应尽早进行手术治疗；③如颈部受到外伤导致症状加重，应固定颈部，立即就医，预防脊髓二次损伤。

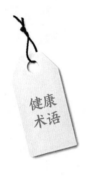

脊髓型颈椎病： 是颈椎病中最严重的类型，由于颈椎退行性变导致颈椎间盘突出、骨质增生、后纵韧带肥厚等，压迫脊髓或压迫脊髓的血供，从而出现脊髓损害的颈椎疾病。其主要症状包括四肢感觉和运动障碍以及大小便功能障碍等。

需要注意，踩棉花感并非仅由脊髓型颈椎病引起，其他疾病如脑梗死、糖尿病等也可能导致本体感觉受损，出现类似的症状。因此，如果出现踩棉花感等症状，应引起警惕并及时就医，进行全面检查和诊断，以便针对病因进行治疗。

（郗淑燕）

23. 颈椎变直，应该如何进行康复治疗

关键词

颈椎病　生理曲度　康复治疗

在现代生活与工作中，由于长期使用电脑、手机，很多人出现颈部不适，到医院进行影像学检查后，常常被提示颈部生理曲度变直。

颈椎曲度变直往往是颈椎病或是颈椎病的前兆，会导致颈椎的生理功能下降，进而引发一系列不适症状。在医生的指导下进行适当的康复治疗可以帮助恢复颈椎的正常生理曲度，增强颈椎的稳定性，缓解不适症状，预防颈椎病进一步发展。

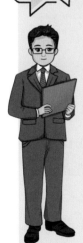

专家说

长期姿势不当如低头伏案、颈部前伸等，会导致颈椎承受过多压力，造成颈椎生理曲度变直。此外，不良睡姿、枕头高度不合适、长时间驾驶等也会对颈椎生理曲度产生不良影响。颈椎生理曲度变直是一个渐进的过程，大多数人在早期并无明显症状。当出现颈部不适等表现时，需要及时就医并进行针对性的康复治疗。

1. 行为管理　纠正不良工作姿势与行为习惯，调整座椅和桌面高度，避免长时间低头、头部前伸；避免长时间驾驶；定时更换姿势，减轻颈椎压力；选择符合人体工程学的枕头，使颈椎在睡眠时保持自然弯曲等。

2. 理疗 可以通过适当的颈椎牵引减轻颈椎压力，缓解疼痛和肌肉紧张，改善颈椎生理曲度。也可以选择高频电疗、蜡疗、红光、干扰电治疗等，促进局部血液循环，缓解肌肉疼痛和痉挛。

3. 颈部牵伸训练 进行颈椎屈伸、侧屈、旋转等牵伸训练，并逐渐增加幅度和持续时间，改善颈部软组织柔韧性及颈椎灵活度。

4. 颈部肌群肌力训练 通过弹力带或手等提供阻力，在屈伸、侧屈、旋转等方向加强颈部肌肉力量和耐力，逐渐增加保持时间和重复次数。

5. 颈椎保健操 指导患者居家开展颈椎保健操如米字操、八段锦等，改善颈椎活动度，增强颈椎稳定性及肌肉力量。

6. 呼吸训练 加强腹式呼吸训练，提高膈肌功能，减少辅助呼吸肌参与，放松颈肩部肌肉，减轻颈椎压力，有助于恢复颈椎生理曲度。

健康加油站

　　一旦发现颈椎生理曲度变直，一定要寻求专业人士帮助，通过正规机构进行康复治疗。另一方面，预防永远比治疗更重要。保持良好的生活习惯和行为习惯，矫正不良姿势，有助于减轻颈椎压力，改善颈部功能，恢复颈椎正常的生理曲度。

（郗淑燕）

24. 为什么在颈椎病患者 康复治疗前要进行 风险筛查

　　颈椎病是一种常见的慢性疾病，患者常常出现颈部疼痛、僵硬及上肢神经痛等症状。康复治疗是一种常用的非手术治疗方法，可以帮助患者缓解疼痛、改善功能。然而，由于颈椎病的病因复杂，治疗方法多样，不同患者的病情和身体状况也存在差异。因此为确保安全有效地进行康复治疗，避免康复意外及不良事件发生，颈椎病患者在康复治疗前一定要进行科学的风险筛查。

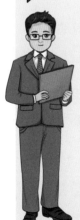

专家说

　　颈椎病患者在康复治疗前进行风险筛查，以评估患者的康复治疗风险，并制订个性化的康复计划。

　　1. 确定康复治疗的适宜性　风险筛查可以帮助医生确定患者是否适合进行康复治疗。某些患者可能存在其他健康问题或疾病，这些问题可能会影响康复治疗效果或增加治疗风险。

　　2. 预测康复治疗的效果　通过筛查患者的身体状况、疼痛程度、功能障碍等，可以评估患者的康复潜力，预测治疗效果。

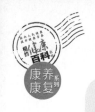

3. 识别潜在的并发症风险 某些患者可能存在并发症风险，如颈椎肿瘤、骨折、神经损伤、血管损伤等。通过风险筛查，可以及早发现这些潜在的并发症风险，并采取相应的措施预防并发症或减轻风险。

4. 协助制订个性化康复计划 风险筛查可以帮助医生制订个性化的康复计划，根据患者的特定情况和风险因素选择合适的治疗方法和康复措施，提高治疗效果，减少治疗过程中可能会出现的不良事件。

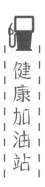

健康加油站

颈椎病患者在进行康复治疗之前，应进行如下风险筛查。

1. 一般情况 康复医师要对患者进行身体一般情况检查，了解患者身体机能及重要脏器功能，筛查可能存在的医疗风险。

2. 既往史评估 详细了解患者的既往史有助于指导康复治疗。

3. 禁忌证筛查 针对康复治疗的禁忌证如脊柱肿瘤、结核、病理性骨折、脊髓压迫等进行筛查。

4. 心理状况评估 评估患者的心理状况，预测康复治疗的依从性及康复效果。

（郝淑燕）

健康
云课堂

如何预防 / 缓解颈痛

25. 颈椎病患者有哪些 康复治疗方法

颈椎病包括多种类型，每种类型表现不同，治疗方法也不相同；同一位患者在患病的各阶段，所选择的治疗方法也不相同。因此，颈椎病患者选择一种合适自己现阶段的治疗方法尤为重要。各种类型的颈椎病症状基本缓解或进入慢性阶段时，可以开始居家做一些康复治疗以促进症状的进一步消除并巩固疗效。

专家说

颈椎病的居家自我康复治疗非常重要，一方面可以起到保健、预防颈椎病发生的作用，帮助缓解日常生活中的颈肩部不适；另一方面可以配合治疗缓解颈椎病症状，在预防和疾病恢复阶段都可以采用。

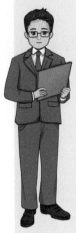

1. 毛巾自助法 坐位，身体自然放松，目视前方，将毛巾置于枕后，双手分别拽住毛巾两端，此时做颈后伸的动作。该动作的作用：增强颈后部肌肉力量、改善颈椎活动度（也可以在此基础上做颈左、右旋转的动作）。

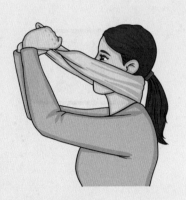

2. 弹力带训练法 将弹力带置于枕后，双手向前拉，同时头向后对抗弹力带的拉力，注意头部和颈部都基本保持水平面上稳定不动。在此基础上，可以用类似方法进行颈向前、左右侧屈及左右旋转的对抗训练。

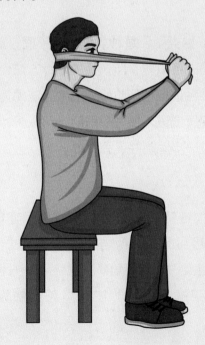

3. 自我拳牵技术 站立位或坐位，保持躯干中正。一手握拳放在胸前和下颌之间，起支点作用，另一手拉动后脑向前，形成牵引力，持续30秒，中间间隔10秒，可以做3组，每天做3次。

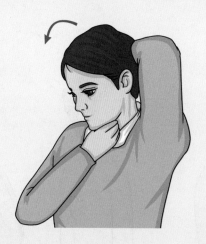

如果在练习后症状没有缓解，或在练习后疼痛进一步加重，需立刻停止练习或到正规医院进行治疗。

健康加油站

麦肯基（McKenzie）疗法

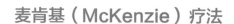

是一种国际上通行的康复治疗方法，最早由新西兰物理治疗师罗宾·麦肯基（Robin McKenzie）于20世纪50年代提出，这种治疗方法主要用于治疗慢性颈肩腰腿痛及相关症状。麦肯基疗法的治疗原理是基于脊柱的生理结构和运动机制，他认为大部分疼痛是由于脊柱的姿势异常和运动不协调造成的，纠正姿势和改善运动可以缓解患者的疼痛和症状。如下是常用的麦肯基颈椎训练法。

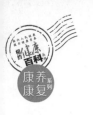

1. 坐位头部回缩法 放松地坐到椅子上，平视前方，缓慢而平稳地的向后方回缩头部，直到不能再向后为止。也可以将手放在下颌上，缓慢持续向后方推动，推到不能再向后为止。每天做 3~5 组，每组做 6~8 个。

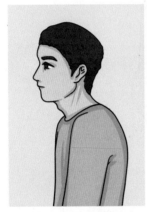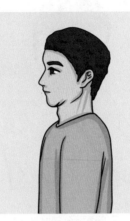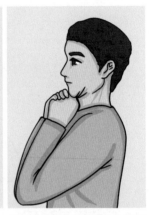

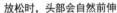

放松时，头部会自然前伸　　　头部回缩的姿势　　　施加外力后，头部进一步回缩

2. 俯卧位颈部后伸运动 患者俯卧位，双肘将上半身撑起，颈部和身体保持中正，颈部如图做回缩动作，每天做 3~5 次，每次做 2~3 组，每组做 6~8 个。如患者症状较重，也可以在仰卧位下完成。

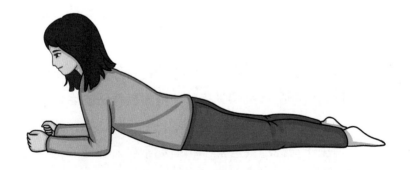

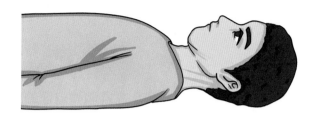

（徐　晖）

26. 为什么**颈椎病**患者的**康复治疗**要强调**适量**

　　临床上，适量的针对性康复治疗可以帮助缓解颈椎病的不适症状，如颈肩痛、颈部发僵、头晕、头痛等，使患者恢复正常的生活状态。其实，无论是工作还是娱乐，都离不开适量这个关键词，康复治疗也是如此。当我们谈论颈椎病的康复时，适量同样尤为重要。那么，为什么在颈椎病患者的康复中要强调适量呢？这是因为适量的康复治疗可以确保颈椎及其周围组织得到适当锻炼，可提高颈椎的稳定性，同时避免过度疲劳和损伤，让患者能够在康复过程中保持积极的心态。

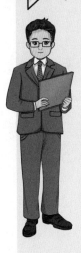

要实现适量的康复，可以考虑以下几个方面。

1. 确定目标　首先，需要明确自己的康复目标。康复目标可能包括恢复某种功能、缓解疼痛、提高生活质量等，确保患者对目标有清晰的认识，以便在康复过程中保持专注。

2. 寻求专业帮助　专业的康复医生或治疗师会根据患者的具体情况提供个性化的建议和治疗方案。

3. 建立良好的生活习惯　合理的饮食、充足的睡眠、良好的行为习惯、适量的运动是保持身体健康的关键。遵循健康的饮食习惯，保持饮食均衡，摄入足够的营养物质；同时，保持良好的睡眠习惯，保证充足的休息时间；定期进行姿势调整，避免长时间的不良姿势；在医生的建议下进行适量的运动，以增强身体的耐力和灵活性。

4. 采取多种治疗方法　康复治疗可能包括物理疗法、药物治疗、心理治疗等，根据医生的建议，选择适合自己的治疗方法，并积极配合治疗师的指导。

5. 定期评估进展　在治疗过程中，定期与医生或治疗师沟通，评估自己的疾病进展情况，医生或治疗师可以根据反馈调整治疗方案，确保康复过程顺利进行。

（徐　晖）

27. 为什么在**颈椎病**的**康复治疗**中需要适当进行**肌力训练**

颈椎病是以颈肩痛、上肢麻木、头晕、头痛等为主要表现的一种临床综合征，严重影响人们的工作和日常生活。以往对颈椎病患者，临床上多采用推拿、牵引等综合物理康复治疗，治疗效果有限。随着对颈椎病发病机制认识的不断深入，现在的观点认为，适当的肌力训练在颈椎病的康复中扮演着重要角色，有助于增强颈部肌肉力量、提高颈椎活动范围、改善血液循环和预防颈椎病复发。

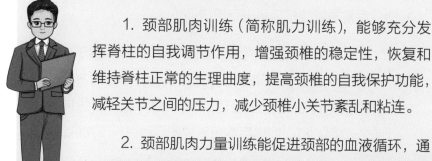

在颈椎病的康复治疗中，适当的肌力训练是至关重要的，主要原因包括以下几点。

1. 颈部肌肉训练（简称肌力训练），能够充分发挥脊柱的自我调节作用，增强颈椎的稳定性，恢复和维持脊柱正常的生理曲度，提高颈椎的自我保护功能，减轻关节之间的压力，减少颈椎小关节紊乱和粘连。

2. 颈部肌肉力量训练能促进颈部的血液循环，通过肌肉的收缩和放松，增强血管"泵"的作用，减轻局部组织的水肿和炎症，从而缓解疼痛和其他症状。

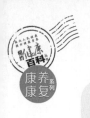

3. 颈椎病患者大多会出现颈背部肌肉紧张痉挛，而这种肌肉痉挛又会加重症状，肌力训练能够改善肌肉的代谢能力，增加肌肉的神经调控能力，调节肌肉张力，从而缓解肌肉痉挛，防止肌肉萎缩。

4. 颈椎病使颈椎活动减少，局部压力增大，肌力训练可以改善颈部活动能力，减少运动中的不良应力，改善骨骼的营养代谢，减少骨质疏松、骨刺等不良后果。

综上所述，颈部肌力训练对缓解颈椎病患者的症状、改善颈椎功能具有十分重要的作用。

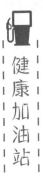

健康加油站

1. 颈项肌肌力训练方法

（1）颈椎前后屈伸训练：治疗师双手置于患者枕部或前额处，借助手部力量抵住患者头部，向后或向前运动，10 次为 1 组，每次训练 2~3 组，每次训练后需短暂放松后再进行下次训练。

（2）颈椎左右侧屈训练：治疗师双手置于患者头部右侧或左侧，用掌心撑住其头部，叮嘱患者头部用力抵抗向右或向左运动，10 次为 1 组，各方向分别 2~3 组，每次训练后需短暂放松后再进行下次训练。

（3）颈部左右旋转训练：患者双手置于头部颞侧，一侧手用力 10 秒后换另一侧手用力，靠肩部力量保持平衡、阻抗头部转动，连续 5 次为 1 组，每天 2~3 组。

（4）颈部中立位训练：保持颈部中立位，并以手掌从双侧面颊、后枕及前额处施加力量，头颈部进行对应的对抗练习，强度以稍感颈部微痛为宜，持续 10 秒为 1 次，连续 5 次为 1 组，每天 2~3 组。

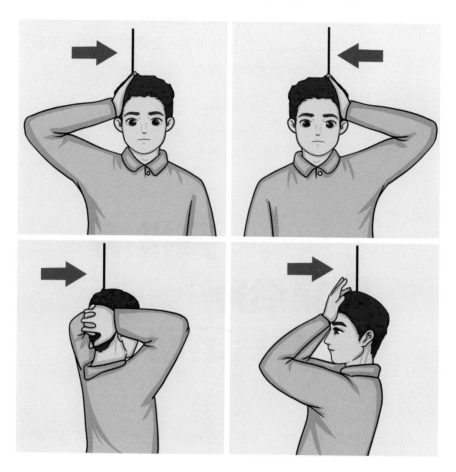

2. 训练量 每周可以进行颈项肌肌力训练 3~4 次。如果是症状较重或身体虚弱者，可以在医生的指导下进行一些不抗阻的颈部活动，以维持颈部的生理曲度和基本活动度。

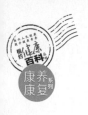
3. 注意事项 ①进行肌力训练时，不能引起疼痛、麻木、头晕等不适症状，如出现应马上终止训练，必要时迅速就医；②脊髓型、椎动脉型颈椎病患者的肌力训练要在专业人员指导下完成；③肌力训练的动作要缓慢，负荷不要过大，注重动作的准确性和正确性，要注重运动过程中的体会，明确哪里用力，哪里相对放松；④肌力训练要持之以恒，坚持训练才有良好效果。

（徐　晖）

28. 为什么在**颈椎病**的**康复治疗**中要进行**有氧运动**

　　有氧运动即以有氧代谢为主要方式的长时间节律性运动，如慢跑、步行等。在颈椎病康复过程中，适当的有氧运动可以起到重要的改善功能的作用。有氧运动对于颈椎病的预防、治疗、康复及提高生活质量都具有非常重要的意义。

　　颈椎病患者可以通过有氧运动改善症状、缓解疼痛、加速康复以及预防病情复发。适当的有氧运动，通常对颈椎病患者有积极的影响。

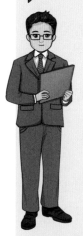

有氧运动在颈椎病的康复过程中可以带来非常多的益处。

1. 增加血液循环　有氧运动能加快心跳和血液循环，从而使更多的氧气和营养物质输送至颈部，可缓解颈部压力和疼痛。

2. 减轻肌肉僵硬　通过有氧运动，可以放松肌肉和关节，缓解因颈椎病引发的肌肉僵硬和疲劳。

3. 减少炎症　有氧运动有助于提高身体免疫力和增加抗炎细胞因子，对减轻颈部炎症和肿胀有积极作用。

4. 增强颈部稳定性　长期进行有氧运动有助于增强颈部肌肉力量和稳定性，预防颈椎病的复发。

5. 控制体重　有氧运动能提高身体的代谢水平，有助于控制体重。控制体重可以有效减轻颈部负担，预防颈椎病加重。

6. 缓解压力　有氧运动可使身体释放内啡肽等物质以减轻焦虑和紧张，促进身体健康和精神愉悦，有助于颈椎病康复。

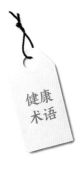

有氧运动： 有氧运动是一种持续、中等强度、以提高心肺耐力为主要目标的运动。以有氧代谢为主要方式，在有氧运动中，人体通过呼吸摄取充足的氧气，使心脏向全身输送足够的氧气和营养物质，进而提高心肺功能。

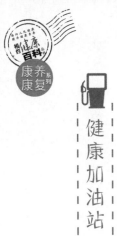

　　有氧运动在颈椎病的康复治疗中具有重要意义，但必须在医生的指导下进行，建议遵循以下原则。

　　1. 确保安全　在进行有氧运动之前，需咨询医生，确保运动安全有效。

　　2. 选择合适的运动　避免过于剧烈或对颈部造成压力的运动，可以选择柔和的有氧运动，如步行、慢跑、游泳、瑜伽等。

　　3. 掌握正确的运动姿势　在进行有氧运动时，错误的姿势可能加重颈椎病。在运动过程中保持颈部自然、舒适的姿势，并尽量避免长时间低头或仰头。

　　4. 运动强度与持续时间　建议从低强度、短时间的运动开始，随着身体逐渐适应，可逐渐增加运动强度和时间。注意在运动过程中观察身体的感受，若有不适，应立即停止。

　　5. 定期评估　在进行有氧运动期间，定期向医生请教和评估病情，以监测康复进展并调整锻炼计划。

（徐　晖）

29. 颈椎病有哪些可以选择的理疗方法

因颈椎病到医院就诊，医生经常让患者做理疗，那么理疗应该怎么做，有哪些可以选择的理疗方法呢？实际上，颈椎病患者可以选择多种理疗方法缓解症状、促进康复，如颈椎牵引治疗、电疗、冷热敷治疗、磁疗、光疗、超声波治疗、水疗等。

下面介绍几种常用的理疗方法。

1. 牵引治疗　常见的牵引包括颈部牵引、颈椎牵引等。牵引治疗可以松弛痉挛的肌肉，使关节压力减小，椎间孔增大，解除神经的挤压和牵拉，适用于神经根型颈椎病患者。需要注意，要保持颈椎牵引的有效性和安全性，应该在医生的指导下选择合适的牵引方法及参数，如牵引重量、时间、角度等。

2. 电疗法　包括直流电疗法、低频电疗法、中频电疗法和高频电疗法等。这些方法都可以促进局部血液循环，缓解疼痛和肌肉紧张的症状。其中高频电疗法作用部位较深，但需要特殊的环境设置，必须由专业的治疗师进行操作。家庭用电疗仪多选用低频电疗或中频电疗，具体选择时建议咨询康复科医生后购买。

3. 光疗法 常用红光照射、偏振光治疗、红外线治疗、激光治疗等。光疗具有促进局部血液循环、缓解疼痛、放松肌肉的作用。

4. 磁疗法 是应用磁场进行治疗的方法，可以缓解疼痛和肌肉紧张，促进局部血液循环。

5. 超声波疗法 应用超声波进行治疗，可以起到深层镇痛、促进局部血液循环和组织修复的作用。

6. 冷热敷治疗 冷敷可以缓解急性损伤后疼痛、控制渗出和炎症；热敷可以缓解肌肉及筋膜的紧张及疼痛，促进局部血液循环。

需要注意，理疗应该在医生指导下进行，并根据个人的病情和身体状况选择合适的方法。如果颈椎病症状严重或持续时间较长，建议及时就医并接受专业治疗。

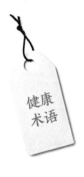

健康术语

理疗：即物理因子治疗，是指通过力、光、热、电、磁、声、气体、水等因素，促进症状缓解，治疗疾病的方法。它可以改善局部血液循环，解除肌肉痉挛，促进炎症、水肿吸收，从而缓解疼痛、僵硬和活动受限等症状，是治疗颈、肩、腰、腿痛最常见的治疗方法。

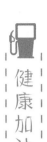

颈椎病的预防和治疗需要包括理疗在内的多方面的综合措施。理疗需要在医生的指导下进行，根据不同的颈椎病类型和病情进行选择。同时，患者需要注意日常生活的习惯和坐姿，避免长时间低头使用手机或电脑等不良姿势，加强颈部肌肉的锻炼等，以预防或延缓颈椎病的发生、发展。除理疗、康复治疗和日常生活中的注意事项外，还应注意健康饮食、保持良好的睡眠习惯、避免过度劳累等。同时，如果出现颈椎病症状，应及时就医并接受专业的康复治疗，避免病情加重。

（徐　晖）

30. 为什么不是所有的
颈椎病都适合热敷

关键词

颈椎病　热敷　选择

颈椎病患者通常可以热敷，但不是所有的颈椎病患者都可以热敷。热敷作为一种非药物治疗方法对于缓解症状有一定辅助作用，但并不能仅依靠热敷治愈颈椎病。如果在不适合热敷的情况下进行热敷，不但起不到相应的作用，还可能加重病情，这样就失去了热敷治疗的意义。所以，针对病情选择最适合的治疗方式尤为重要。

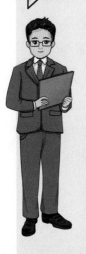

在什么情况下不适合热敷

1. 急性颈椎损伤 此时热敷，会加重颈椎局部组织肿胀，出现炎症反应，有可能加重疼痛。

2. 局部皮肤有破损，颈部有感染，有出血倾向，有感觉障碍问题的患者 均不能进行热敷，有可能加重症状或引起其他问题。

3. 脊髓型颈椎病 此类型颈椎病是由于颈椎间盘突出，脊髓受压，患者皮肤出现感觉障碍，对热不敏感，如果热敷不但起不到相应的效果而且可能导致损伤。

4. 食管型颈椎病 也称食管受压型颈椎病，由于颈椎椎体前缘骨质增生形成骨赘，骨赘压迫和刺激食管使患者出现一系列症状，进食会出现吞咽困难或局部异物感和刺激感，所以这种类型的颈椎病热敷也起不到相应的作用。

在什么情况下适合热敷

热敷可以改善局部血液循环，加速组织液流动，具有缓解疼痛、消除肿胀、改善循环、减轻肌肉紧张或痉挛的作用。

1. 颈椎间盘突出或颈椎间盘退行性变 热敷可以促进血液循环，增加局部营养物质供应，改善颈椎代谢，从而缓解症状。

2. 神经根型颈椎病 热敷可以通过促进血液循环，改善神经根供血情况，从而缓解神经症状。

3. 轻微颈椎病或颈型颈椎病 主要表现为肩颈部酸困不适，以疼痛为主，热敷可以促进血液循环，放松肌肉，缓解症状。

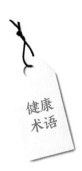

热敷：是一种物理治疗方法，使用热水袋或热毛巾对局部进行治疗，通过热量传导，达到改善局部血液循环、促进局部组织代谢的作用，有助于缓解肌肉痉挛，促进炎症消散。

（徐　晖）

如何通过居家锻炼改善颈部不适

31. 家庭可以应用哪些
理疗方法治疗颈椎病

很多患者都想知道，在家可以通过哪些理疗方法缓解颈椎病。对于没有办法及时就医或者希望通过居家治疗改善症状或维持治疗效果的患者，可以采用一些如热敷、按摩等简单、方便、安全的理疗方法达到缓解症状的目的。

关键词

颈椎病　理疗　家庭应用

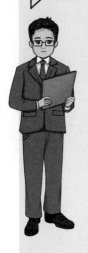

专家说

下面介绍几种可以在家庭中应用的缓解颈椎病症状的理疗方法。

1. 热敷和冷敷　热敷可以促进局部血液循环，缓解肌肉紧张和疼痛，将热毛巾或热水袋、盐袋等敷在颈部，每次 15~20 分钟，每天进行 2~3 次。冷敷可以在急性期减轻疼痛和炎症，使用冰袋或冷毛巾，每次敷 10~15 分钟，每天进行 2~3 次。需要注意，热敷和冷敷的时间和温度要适当，避免烫伤或冻伤。

2. 按摩　按摩可以缓解颈部肌肉紧张和疼痛，促进局部血液循环，在家中可以使用按摩器、按摩球等进行按摩，也可以请家人帮忙进行按摩，每次按摩 5~10 分钟，每天进行 2~3 次。按摩时要轻柔、舒适，避免过度用力或暴力按摩。

3. 牵引　牵引可以减轻颈椎压力和疼痛，改善颈椎姿势。可以使用家用牵引椅或牵引器进行，每次牵引 20~30 分钟，每天进行 1~2 次。需要注意，在使用颈椎牵引器时，要遵循使用说明和医生建议，避免过度牵引造成颈部损伤。

4. 家用理疗设备　购买家用理疗设备，应遵循使用安全、有效、适应证广泛、便于操作、价格便宜的原则。首先推荐电脑中频治疗仪，中频治疗对于肌肉和骨骼疼痛具有广泛疗效。随着科技发展，电脑控制下的中频电疗仪内置多种方案，使用安全、简便。其次，电热蜡疗袋和红外线治疗仪是简便、便宜的热疗仪器，除急性炎症、出血倾向外，都有一定的治疗作用。

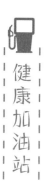

在进行家庭理疗时，应根据自身情况选择合适的方法和强度，避免过度使用或使用不当导致疼痛和不适。同时，如果颈椎病症状较重或持续时间较长，建议及时就医并接受专业治疗。

（徐　晖）

关键词

32. 为什么**颈椎病**可以选择 **高频电疗法**

颈椎病　高频电疗法　热效应

高频电疗法通过内源热效应原理，使被治疗局部的分子运动加快，给局部加温，可以起到促进局部血液循环、缓解患处疼痛、提高代谢速度、提高身体免疫细胞活性、改善组织营养状态的作用。高频电疗法透热较深，两极板中间位置分子运动最快。在颈椎病康复过程中，高频电疗法可以有效缓解颈部疼痛，改善颈部肌肉僵硬等问题，对于颈椎病症状的改善有着非常重要的意义。

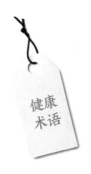

健康术语

内生热效应：电流通过局部组织，可以通过水分子和组织分子的震荡，在组织内部产生热量。这种热量可以提高患处温度，促进血液循环，改善缺氧状态，减轻疼痛，提高代谢速度，有助于炎症消散和组织修复。

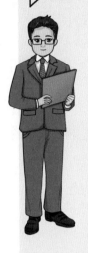

高频电疗法被视为治疗颈椎病的一种有效选择，原因如下。

1. 非侵入性治疗 高频电疗法是一种无创疗法，不需要手术或药物治疗，可以减轻患者的身体负担。

2. 缓解肌肉痉挛和疼痛 高频电疗法通过电磁波和热效应，能够松弛紧张的肌肉，改善局部血流，以缓解肌肉痉挛和疼痛。

3. 促进组织修复 高频电疗法通过刺激机体的生物电流，能够促进细胞内外能量转换，加速受损组织修复，提高治愈速度。

4. 抗炎作用 高频电疗法可改善炎症局部血流，减轻水肿，减少炎症细胞因子的生成，从而发挥抗炎作用。

5. 安全性和可控性 高频电疗法的副作用较小，操作简便，治疗时间和强度可以根据个体差异调整，使治疗更安全可控。

6. 提高功能和生活质量 高频电疗法在缓解颈椎疼痛和炎症后，有助于恢复患者的颈部活动，提高生活质量。

7. 舒缓压力和减少焦虑 高频电疗法在改善颈椎疼痛的同时，还可以帮助减少焦虑和压力。

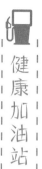

健康加油站

高频电疗法主要通过交流高频电的内源性热效应和电磁波缓解疼痛、消除炎症，有透热较深的特点。但应注意，对于不同类型的颈椎病患者，高频电疗法的适用性和效果可能不同。尤其需要注意的是，金属物体对高频电场非常敏感，治疗部位及周围如有金属物品，容易导致局部烫伤。所以，有人体内植入物的患者（如骨钉、心脏起搏器等）禁用高频电治疗。而且高频电场对液体也较为敏感，如局部水肿严重或在含液体多的组织附近（如眼球），也应慎用此疗法。高频电疗法产生的电磁场对环境有一定的污染，对其他电器的正常使用也有一定的影响，必须在电磁屏蔽室内使用。因此，患者在选择高频电疗法前应寻求专业医生的建议，确保采取最安全、合适的治疗方案。

（徐　晖）

关键词

体外冲击波　颈椎病　颈型颈椎病

33. 哪种类型的**颈椎病**可以选择**冲击波疗法**

颈椎病发作后出现颈部疼痛及活动受限，除药物止痛以外，还可选择多种物理因子治疗，其中，体外冲击波就是近年来新出现的一种治疗方法。

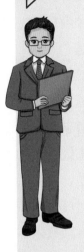

专家说

颈椎病有很多分型，其中颈型颈椎病（亦称软组织型颈椎病）临床较常见，主要表现为颈部、肩胛上、肩胛间区以及肩背部酸胀疼痛和颈部功能障碍。颈型颈椎病多由于反复的姿势不良导致，颈部疼痛症状多由于颈部肌肉痉挛、颈部肌肉筋膜慢性积累性损伤、颈部肌肉疲劳、局部代谢物堆积等引起。

如果是颈型颈椎病，可采用体外冲击波进行治疗，5~7 天进行 1 次，2~4 次为一个疗程。体外冲击波是在介质中传播的波长极短而能量极强的不连续的机械波，作为非介入式治疗，可在以下几方面针对颈型颈椎病的疼痛病因发挥治疗作用。

1. 缓解痉挛 在疼痛部位进行冲击波治疗，可以通过机械振动减轻颈肩部肌肉筋膜痉挛状态，降低颈部肌纤维张力。

2. 减轻疲劳 机械冲击可刺激局部肌肉软组织血管扩张，加速血流，促进微循环，减少代谢物堆积，减轻乳酸等代谢物刺激。

3. 促进修复 冲击波治疗后形成微创伤及炎症反应，且局部血管功能改善，血供增加，促进慢性积累性颈部肌肉筋膜损伤的愈合及修复。

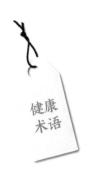
冲击波：是不连续的机械波。冲击波的特点是波长极短而能力极强，介质运动速度超过了该波在这种介质中的传播速度。目前体外冲击波疗法已成为治疗许多肌肉骨骼疾病的方法之一，包括足底筋膜炎、跟腱炎、髌腱炎、肱骨外上髁炎、骨折迟缓愈合及不愈合等。

　　颈椎病患者选择体外冲击波疗法前，一定要到医院评估颈椎病的病史及临床表现，确定自己的颈椎病分型是否属于冲击波疗法的适应范围。若伴随凝血功能障碍、感染等，则不能进行冲击波治疗。另外，在椎管附近、胸廓区进行冲击波治疗时，应注意采用中低强度及频率治疗，控制治疗脉冲数，避免对肺、脊髓及神经等组织造成损伤。在椎管部位则应避免进行冲击波治疗。

　　总之，对颈型颈椎病患者，体外冲击波疗法是一种相对安全的治疗方法，已知的副作用很少（如治疗期间的疼痛和轻微血肿）；如果按照治疗规范操作，则不会出现并发症。颈椎病的物理因子治疗是一种对症治疗，颈椎病治疗重点在于日常矫正不良头颈姿势，主动增加颈部周围肌力及软组织柔韧性，避免颈痛复发。

（王大武）

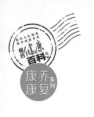

34. 什么类型的**颈椎病**适合**牵引治疗**

关键词

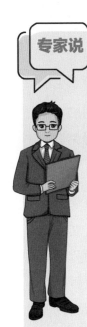

颈椎牵引　神经根型颈椎病　颈型颈椎病

牵引治疗是治疗颈椎病较有效且应用广泛的一种方法。颈椎牵引包括治疗师手法牵引，以及使用带牵引滑轮装置的电动设备进行牵引。我们通常说的颈椎牵引，是指应用牵引装置进行牵引。是不是所有的颈椎病都可以进行颈椎牵引治疗呢？答案当然是否定的。

专家说

颈椎病根据病变部位及临床表现，可以分为不同类型，包括颈型、神经根型、脊髓型、椎动脉型、交感神经型和混合型。颈型颈椎病，又称为软组织型颈椎病，主要是颈项部肌肉筋膜慢性劳损、痉挛，表现为颈项部疼痛。神经根型颈椎病主要是源于颈椎间盘退行性变或突出，压迫、刺激神经根导致上肢出现疼痛、麻木等神经症状。颈椎牵引主要针对神经根型、颈型颈椎病进行治疗，尤其是对神经根型颈椎病疗效较确切。

1. 神经根型颈椎病　该型颈椎病进行牵引治疗主要是应用力学原理，将椎间盘突出部位的相邻椎体进行反向牵拉，使椎体间隙增宽，椎间盘压力降低，从而减轻椎间盘、神经根压力，缓解上肢疼痛、麻木等神经症状。

2. 颈型颈椎病　该型颈椎病进行牵引治疗是通过纵向牵引力使颈项部肌肉筋膜牵伸，从而缓解颈项部肌肉及筋膜的痉挛，减轻疼痛。

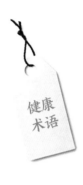

颈椎管狭窄： 按病因可分为两种类型，一种是继发性（多为退行性），常见于中老年患者，另一种是先天性，常见于年轻患者。颈椎管的正常正中矢状直径在17~18毫米。正中矢状直径<10毫米定义为绝对椎管狭窄，正中矢状直径<13毫米定义为相对椎管狭窄。退行性变性颈椎管狭窄常因颈椎间盘、关节突关节退行性变及钩椎关节增生、黄韧带肥厚、后纵韧带褶皱或骨化所致。

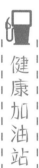

脊髓型颈椎病由于颈椎管狭窄致脊髓受压、缺血，此时患者可表现为颈部疼痛、僵硬，双手灵活度降低，行走时双下肢不协调，步态不稳，严重时可出现频繁跌倒。这种有明显脊髓压迫症状的脊髓型颈椎病如果采用牵引治疗，在牵引过程中会增加颈部及颈椎张力，可能加重颈脊髓压迫及缺血。其余类型颈椎病的牵引治疗疗效并不确切，故亦不推荐进行颈椎牵引治疗。

另外，颈椎病患者合并下列情况时，亦不能进行颈椎牵引治疗：如疼痛剧烈的急性期、病因不明的颈椎神经根型疼痛、颈椎管狭窄、脊髓型颈椎病、颈椎

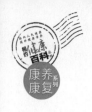

滑脱、颈椎不稳、先天性脊柱畸形、颈椎急性损伤、颈动脉粥样硬化斑块、椎基底动脉供血不足、骨质疏松症、颈椎感染、控制不当的高血压及心脏病等。

（王大武）

关键词

颈椎病　颈椎牵引　家庭牵引

35. 自己能否**在家**进行颈椎牵引治疗

颈椎病常采用牵引治疗，由于治疗周期较长，需多次往返医院，部分患者存在出行不便等难题。能否在家进行颈椎牵引治疗呢？在保证医疗安全的前提下，答案是肯定的。

专家说

在家进行颈椎牵引治疗的优点是操作方便，患者依从性好。如果颈椎病患者决定选择在家进行牵引治疗，在牵引治疗之前一定要到正规医院康复医学科、骨科等专业科室就诊，通过专科医师的病史采集及全面体格检查，必要时完善颈椎的X线、磁共振或CT等影像学辅助检查，明确颈椎病的诊断及分型。明确自身是否存在颈椎牵引治疗的禁忌证，无论是在医院或家中，存在禁忌证的患者均不能进行牵引治疗。

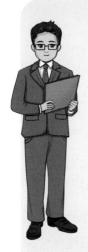

神经根型颈椎病、颈型颈椎病，适宜行颈椎牵引治疗。建议患者先在医院专业人员的指导下进行牵引治疗 1~3 次，明确牵引姿势及重量，牵引后无不良反应，确保能够适应牵引治疗，方能在家进行颈椎牵引治疗。

家用颈椎牵引装置包括仰卧位颈椎牵引装置和以门上滑轮支撑为代表的坐位颈椎牵引装置。家用颈椎牵引装置中最有代表性的是悬吊的颈椎牵引装置，通过滑轮绳索连接的沙袋或砝码施加牵引重量。

牵引时建议采用小重量，一般为 2~5 千克，持续 15~30 分钟，超过 5 千克的有效牵引重量要慎重使用，尤其是合并心血管疾病的患者。行颈椎牵引时，重量应逐步增加并观察患者反应，如有不适需立即停止牵引。牵引角度大多数采用颈椎前屈 10°~30°。由于家庭牵引重量偏小，根据患者的反应，可以适当延长牵引时间，每次牵引 30 分钟，若无不适反应，可每次逐步延长至 1~2 小时，每日 1~2 次。

需要特别注意的是，在家进行颈椎牵引时一定要有家人或照护人员陪伴，不建议患者独自一人在家进行颈椎牵引治疗。

（王大武）

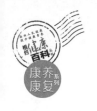

36. 哪些**颈椎病**患者可以采用**注射治疗**

关键词

注射治疗 神经阻滞 硬膜外阻滞

颈椎病患者通常首选非手术治疗，如给予口服或外用非甾体抗炎药，局部物理因子治疗，姿势改良及运动锻炼等。部分患者常规治疗效果差，疼痛症状持续时间长，严重影响患者日常生活活动及生活质量，此时专科医师可能会建议进行注射治疗。不同类型的颈椎病会采用不同的注射方法。

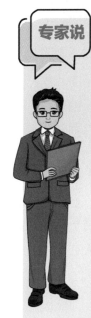

专家说

1. 颈型颈椎病　主要是颈肩或背部肌肉筋膜慢性劳损、痉挛。若能确定疼痛激发点，触及时可诱发肌筋膜组织局部疼痛、肌肉紧张而僵硬等症状，可以在激发点注射局麻药或糖皮质激素等药物，起到止痛、抗炎、缓解痉挛的作用。

2. 神经根型颈椎病　除颈部疼痛外，以压迫刺激神经根导致上肢出现疼痛、麻木为主要症状。这种类型的颈椎病则需采用经椎板或经椎间孔硬膜外注射局麻药及糖皮质激素混合液进行抗炎、抗水肿及止痛治疗。

3. 交感神经型颈椎病　可表现为肩背部疼痛、头晕、耳鸣及胸闷、心悸等症状。这种类型的颈椎病患者常采用颈部星状神经节阻滞疗法，通常在超声引导下给予局麻药注射，以调节交感神经张力、缓解症状。

4. **其他类型颈椎病**　颈椎疼痛来源还可能是关节突关节、关节软骨退变剥脱、软骨下骨增生或囊性变、关节滑膜增生，类似肢体骨性关节炎表现，导致颈部疼痛、活动受限，疼痛还可牵涉至肩胛上、肩胛区和肩胛间区。这些类型的颈椎病患者常需在超声等引导下进行关节突关节注射、颈脊神经后支内侧支阻滞；明确诊断关节突关节疼痛的患者，还可行内侧支神经射频消融术治疗。

5. **颈源性头痛**　部分颈椎病患者可表现为头枕部疼痛症状，这种头痛称为颈源性头痛，极少数患者还可表现为眼胀等额部症状。往往是由于上颈段姿势不良或颈椎关节骨质增生退变造成邻近通行的神经（如枕大神经、第3枕神经）受到压迫、刺激所导致的。这种类型的颈椎病则应在超声引导下精确定位相应目标神经部位，注射局部麻醉药或局麻药和糖皮质激素的混合液以缓解症状。

（王大武）

关键词

头晕　眩晕　药物治疗

37. 颈椎病头晕患者可以选择哪些药物治疗

颈椎两侧横突上有横突孔，来自锁骨下动脉的椎动脉自下而上穿过横突孔进入颅内，汇合构成椎基底动脉，参与脑组织供血，即脑后

循环（椎基底动脉）系统。当颈椎退行性变造成横突孔狭窄，或椎动脉自身存在动脉粥样硬化致椎动脉狭窄时，脑后循环供血不足，患者可表现为头晕，称为椎动脉型颈椎病。另外，脊髓型、交感神经型颈椎病也可使大脑的供血不畅，表现为头晕不适。这些类型的颈椎病除进行理疗及运动康复治疗外，也可配合药物治疗。

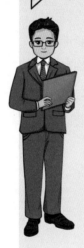

颈椎病患者头晕、眩晕及恶心、呕吐发作时，根据患者症状发作持续时间及频率，可以选择下列抑制前庭系统及缓解恶心、呕吐的药物。

1. 抗组胺药　马来酸氯苯那敏、苯海拉明、茶苯海明、美克洛嗪等。

2. 苯二氮䓬类药物　地西泮、劳拉西泮、阿普唑仑等。

3. 止吐药　甲氧氯普胺、多潘立酮、昂丹司琼、异丙嗪、丙氯拉嗪等。

4. 扩张血管、改善微循环类药物　倍他司汀及一些中成药类药物。

5. 非甾体抗炎药　如果伴随颈痛，还可以选用非甾体抗炎药对症治疗。

6. 肌肉松弛药　若伴随颈部肌肉痉挛，也可以选用肌肉松弛药。

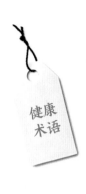

眩晕：是头晕的一种类型，感觉自己在旋转、摇摆或倾斜，或者是周围环境在移动，部分患者还可能存在恶心、呕吐等症状。不同病因在发作时持续时间不等，可能持续数秒、数小时或数日，活动头部、改变体位可能加重上述症状。

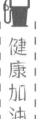

头晕的原因很多，可能源自外周病变（如迷路或前庭神经）的前庭性眩晕，或源自中枢病变（如脑干或小脑）的眩晕等。在开始药物治疗之前，建议颈椎病患者到正规医疗机构就诊，寻求专业医师的建议，根据头晕的病因针对性治疗。

另外，眩晕发作时，站立或行走维持平衡功能差，发生跌倒风险高，应注意预防跌倒。家中通道应保持畅通无阻，光线充足，视线良好。感觉头晕时，应立即坐下或躺下，避免继续站立或行走，必要时使用手杖或助行器帮助维持平衡。驾驶途中发生头晕，则尽快靠边停车。头晕发作时应轻柔缓慢地改变体位，避免动作过大、过快。

（王大武）

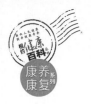

38. 颈椎病手臂麻木可以选择哪些药物治疗

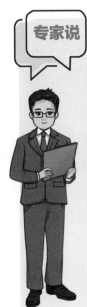

颈椎病患者主要表现为颈肩部及肢体疼痛伴颈部活动受限，部分患者还伴随手臂麻木不适、感觉减退或感觉异常。此时除进行常规康复理疗、运动康复治疗外，还可配合药物治疗促进症状改善。

专家说

颈椎病患者手臂麻木主要是因为颈椎发生退行性变，颈椎间盘突出、颈椎椎体及小关节骨质增生、椎管韧带增厚造成神经走行孔道或椎管狭窄，相应神经、神经根或脊髓受到刺激、牵拉、压迫、缺血或炎症反应而导致神经病变，引起上肢感觉异常、感觉减退或感觉缺失等症状。颈椎病患者出现肢体麻木症状就医时，医师可能选择下列相关药物进行治疗。

1. 非甾体抗炎药　抑制神经炎性反应、止痛等。

2. 维生素 B_{12} 或复合维生素　如钴胺素类药物，体内辅酶型维生素 B_{12}，在高半胱氨酸合成为甲硫氨酸的甲基转移反应中起重要作用。临床上适用于治疗末梢神经障碍。

3. 改善微循环类药物　如前列腺素 E_1、地巴唑、尼莫地平等。

4. **糖皮质激素类药物** 起抗炎、抗水肿的作用。

5. **中药类** 使用温补阳气、补血调血等中药。

颈椎病导致肢体麻木时患者首先要到正规医院找专业医师进行诊断治疗，明确肢体麻木的确切病因。肢体麻木除颈椎病病因外，还需要与周围神经病变或卡压，颅内脑干、丘脑或皮质等病变相鉴别。病因明确后，在医师指导下进行药物治疗，因每种药物都有不同的适应证及禁忌证，不可自行选择药物进行治疗，避免不必要的药物副作用。

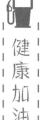

健康加油站

如何应对颈椎病引起的肢体麻木

颈椎病导致肢体麻木、感觉减退、感觉缺失或感觉异常等感觉障碍，如果不伴肢体乏力、运动障碍等异常，大多预后良好。若出现肢体麻木，建议到医院就诊，在医师指导下进行评估和治疗，除此之外，还应注意以下几点。

1. 肢体麻木的部位、范围有无进行性增加。出现肢体麻木范围及程度进行性增加时应及时就医。

2. 肢体活动有无乏力、上肢持物不稳等异常情况。若出现肢体乏力进行性增加时应及时就医。

3. 在肢体感觉减退的情况下，冬季避免将热水袋直接接触皮肤，以免烫伤。

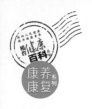

4. 尽可能主动进行肢体运动，避免日常不良姿势，如伏案久坐、低头垂肩等，进行颈部周围肌群肌力训练及拉伸训练。

（王大武）

关键词

颈椎病　药膏

39. **外涂药膏**可以 治疗**颈椎病**吗

颈椎病患者出现颈肩背部及肢体酸胀疼痛，以颈型（软组织型）颈椎病、神经根型颈椎病为主。除常规康复理疗、运动康复治疗外，还可以联合药物治疗以缓解疼痛症状，提高生活质量。其中，外涂药膏是治疗颈椎病简便、有效的方法之一。

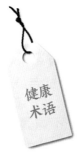

健康术语

神经病理性疼痛： 神经病理性疼痛是由躯体感觉系统损伤或疾病导致的疼痛，可以分为外周神经病理性疼痛和中枢神经病理性疼痛两类，临床上外周神经病理性疼痛较常见。神经病理性疼痛是由多种不同临床疾病导致的综合征，表现为一系列症状和体征，疼痛通常较剧烈，严重影响患者的生活质量。例如神经根型颈椎病导致的上肢放射痛就是常见的神经病理性疼痛。

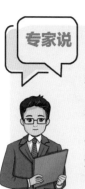

专家说

1. 颈椎病患者的药物干预首选非甾体抗炎药，发挥镇痛和抗炎作用。非甾体抗炎药包括口服及外用两类。局部软组织疼痛可首选外涂类药膏，能在一定程度上避免口服药物的胃肠道副作用，特别适用于颈型颈椎病患者。

2. 对于神经根型颈椎病引起的神经病理性疼痛患者，除口服药物治疗外，亦可选用神经痛镇痛药膏外涂，协助缓解患者上肢疼痛。

3. 也可选择外涂活血通络类中药，改善血液循环，减轻颈痛症状。

颈椎病患者在应用药物治疗前，建议寻求专业医师的评估及处方。尤其是使用非甾体抗炎药时，要注意胃肠道、心血管及肝肾等方面的影响和副作用。

（王大武）

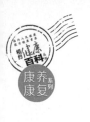

40. 颈椎病应该选择哪些中医传统手法治疗

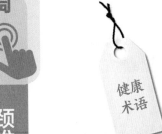

理筋手法：用手顺着筋脉反复多次、缓缓地进行按压推移。有舒理筋脉、畅通气血等作用。

颈椎病的中医传统手法治疗主要包括理筋手法和正骨手法，以脊柱关节的解剖及生物力学原理为治疗基础，针对其病理改变，对脊柱及脊柱小关节进行牵拉、推动、旋转等手法治疗，调整颈椎位置、缓解颈部肌肉紧张，以调整脊柱的解剖及生物力学关系，同时对脊柱相关肌肉及软组织进行松解、理顺，达到缓解痉挛、减轻疼痛、改善关节功能的目的。推荐使用较轻柔的一指禅、按法或揉法，作用于颈部两侧及肩部以放松肌肉，必要时点按穴位和拔伸调整颈椎曲度，根据各型颈椎病的临床及病理特点，操作略有差异。

颈椎病按摩手法可以帮助缓解颈椎病的症状，促进血液循环，放松肌肉。常用的颈椎病治疗手法如下。

1. 肩颈揉捏 用手指捏住颈部两侧的肌肉，轻轻揉捏，缓解颈部紧张和疼痛。

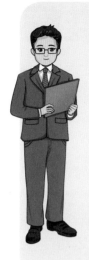

2. **推拿颈椎** 用手掌从颈部底部向上推按，重点按摩颈椎的两侧和后部，可以缓解颈椎疼痛和僵硬。

3. **头顶按摩** 双手在头顶交叉，用指腹按摩头皮，缓解颈部紧张和疼痛。

4. **侧颈拉伸** 将一只手臂放在身体后面，用另一只手轻轻拉住头部向一侧倾斜，保持 15~30 秒，换另一侧重复。

5. **肩颈按摩** 用手指和掌根轻轻按摩颈部和肩部的肌肉，以放松紧张的肌肉。

请注意，手法操作时要避免过度用力，防止伤害颈部。如果疼痛或不适加重，应立即停止手法治疗并咨询医生。最好在专业医师的指导下操作。

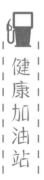

健康加油站

颈型颈椎病以理筋手法为主，也可配合颈椎扳法；神经根型颈椎病遵从筋骨并重原则，先理筋后正骨；其他型颈椎病（包括椎动脉型和交感型）根据患者个体差异，适时选用理筋手法与正骨手法；脊髓型颈椎病风险较大，不宜采用手法治疗。

（梁学振）

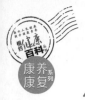

41. 为什么不是所有的**颈椎病**都适合做扳法、旋转等 **正骨手法**

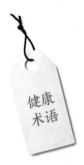
健康术语

扳法： 术者双手分别握住患者关节上下两部做被动屈伸和旋转活动。有舒展筋脉、滑利关节、松解粘连、帮助复位等作用。根据用力方向和施行方法的不同，有侧扳、后扳、斜扳等多种手法。

颈椎病的治疗方法多种多样，包括药物治疗、物理治疗、运动疗法、按摩、牵引、针灸以及手术治疗等。扳法和旋转等正骨手法是中医骨伤科常用的治疗手段，主要用于调整颈椎结构，缓解肌肉紧张和疼痛，但扳法和旋转等正骨手法并不适用于所有患者。这些手法可能不适用于病情严重如椎管狭窄、颈椎骨折或脱位的患者，因为可能加剧损伤。此外，个体差异、症状类型以及治疗师的经验也是决定是否可以使用这些手法的重要因素。

在进行任何治疗之前，医生会根据患者的具体情况进行全面评估，包括影像学检查，以确保选择最合适的治疗方法。

专家说

扳法和旋转是常用的正骨手法，主要以脊柱关节的解剖及生物力学原理为基础，对颈椎及颈椎小关节进行牵拉、推动、旋转等手法治疗，以调整颈

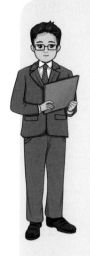

椎的解剖及生物力学关系，松解颈椎肌肉及软组织，达到缓解痉挛、减轻疼痛、改善颈椎关节功能的目的，对多数颈椎病疗效确切；但颈椎病根据其临床表现等可分为多种类型，有些颈椎病是不能采用正骨手法的。

脊髓型颈椎病主要是由于脊髓受压，盲目采用正骨手法非但不能缓解症状，可能引起或加重脊髓损伤，甚至导致瘫痪。急性期的神经根型颈椎病，若采用正骨手法，可能会导致神经根周围炎症加重，造成疼痛加重。此外，结核性疾病、骨肿瘤、骨质疏松症及各种功能衰竭性疾病等，都属于正骨手法的禁忌证，此类疾病往往会破坏骨质，不恰当的正骨手法可能会导致骨折。

（梁学振）

关键词

颈椎病　正骨手法　扳法

42. **颈椎病**何时可以选择 **正骨治疗**

对于普通类型的、不涉及脊髓问题的颈椎病可以选择正骨手法进行治疗，另外，对于由生活方式不良、长期体位不正导致的体态问

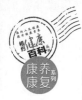

题、长期劳损导致的小关节紊乱、外伤导致的颈椎关节错位，也可以通过正骨手法缓解症状、改善体态。

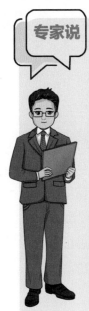

专家说

颈椎病在选择正骨手法进行治疗前，首先应明确颈椎病的类型，通过X线、CT、磁共振等辅助技术明确诊断，听取专业医生的意见后再决定是否行正骨手法治疗。

治疗颈椎病的正骨手法众多，国内外均有多种针对不同类型的颈椎病的治疗手法，尤其是国内正骨流派众多，但大多针对颈椎病的正骨手法是在理筋与牵引的基础上发展起来的。临床操作者通常在颈项部用点压、拿捏、弹拨、擦法、按摩等舒筋活血、通络止痛的手法，放松紧张痉挛的肌肉；然后用颈部斜扳法将患者头部向头顶方向牵引，再向本侧旋转，当接近限度时，再以适当的力量使其继续旋转5°~10°，可闻及轻微的关节弹响声，之后再行另一侧的扳法和旋转。

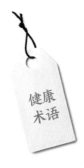

健康
术语

颈部斜扳法： 患者头略前屈，操作者站于患者身后，一手抵住患者头后侧，另一手扶住对侧颌部，使头向一侧旋转至最大程度时，操作者双手同时用力做相反方向扳动的治疗方法。

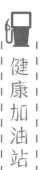

对于症状轻微的颈椎问题，可以采用正骨手法舒缓筋骨、行气活血；合理用枕，选择合适高度与硬度的枕头；长期伏案工作者，应注意经常做颈项部功能活动，避免慢性劳损的发生。急性发作期应以静为主，以动为辅；慢性期以活动锻炼为主，行正骨治疗前建议到正规医院就诊，明确诊断后进行。

（梁学振）

43. 为什么太极拳、八段锦等**中医传统功法**对颈椎病有**治疗作用**

中医传统功法是中医学中重要的康复方法，能通过拉伸周身筋骨、疏解经络壅滞，达到调节全身气血，舒缓筋、骨、肉失衡的作用。其中，太极拳、八段锦等常用的中医传统功法对颈椎病有一定的治疗作用。

关键词

中医传统功法 太极拳 八段锦

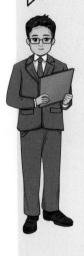

1. 太极拳 讲究心静体松，动作、呼吸及意念调整相结合，经常练习可疏通经络、调理气血，增强颈椎的稳定性，并可预防低头所引起的疲劳性损伤，调节人体气血，畅通经脉，从而有效缓解疼痛。太极拳中的云手动作，可牵拉颈部，锻炼颈部软组织，恢复受损肌腱、韧带的弹性，增强局部肌力。

2. 八段锦 可改善患者颈肩部血液循环，解除颈肩肌肉痉挛与疼痛，增强颈椎外源性稳定，恢复颈椎的正常生理活动功能，促进颈椎内源性系统稳定。八段锦中"五劳七伤往后瞧"的动作，通过目斜后视，转头扭臂拉伸颈部肌肉，可舒筋活血、通经活络、滑利颈椎关节，改善颈椎病的症状。

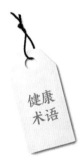

健康术语

太极拳： 道家太极门之九宫太极手的外动拳式，每个动作圆柔连贯，每一式延绵不断，犹如太极图。近世以拳式风格不同而分为陈氏、杨氏、吴氏、武氏、孙氏等不同派别。

八段锦： 一套独特而完整的健身功法，分为八段，每段一个动作，古人把一套动作比喻为"锦"，意为五颜六色、美而华贵，因此得名。现代的八段锦为健身气功之一，注重"意""气""形"的综合锻炼。

（梁学振）

44. 拔罐疗法对颈椎病有治疗作用吗

颈椎病属于中医"项痹""痉证""痿证"等范畴，多认为由颈部寒湿痹阻、气滞血瘀或肝肾亏虚导致筋骨肌肉失养引起的，拔罐疗法可通过刺激肩颈部相关穴位，疏通经络、行气活血、消肿止痛、散风除寒，以缓解颈椎病引起的相关症状。因此，拔罐疗法对颈椎病有一定的治疗作用。

专家说

常见选穴如下。

1. **颈夹脊** 第 7 颈椎棘突下至第 1 胸椎两侧，后正中线旁开 0.5 寸，一侧 7 穴。

2. **阿是穴** 以痛为腧，没有固定的名称和位置，通过按压有"酸、麻、胀、痛、重"等感觉的部位临时认定为阿是穴。

3. **天柱** 位于颈后，横平第 2 颈椎棘突上际，斜方肌外缘凹陷中。后发际正中旁开 1.3 寸。

4. **肩井** 在肩上，前直乳中，当大椎与肩峰端连线的中点。

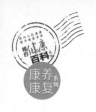

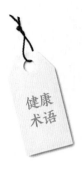

拔罐疗法： 以杯罐为工具，利用燃烧排去其中的空气，产生负压，使之吸着于皮肤，使被拔部位的皮肤出现瘀血现象，以治疗疾病。适用于痹病、头痛、眩晕、月经病、目疾、丹毒等。

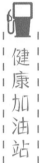

拔罐时要选择适当体位和肌肉相对丰满的部位，若拔罐后出现小水疱，无须特别处理；若水疱较大，用无菌针头刺破放出液体，消毒后，用无菌纱布覆盖，以防感染。拔罐后不可立即洗澡，24小时后方可洗澡，还需注意保暖，不可短时间内重复拔罐。

拔罐疗法在颈椎病中多为辅助治疗方法，常需配合其他治疗手段，如刮痧、艾灸、电针、外用药物等；通过拔罐在一定程度上能有效缓解颈椎病的症状，但不能从根本上治愈，要正确认识拔罐疗法对颈椎病的治疗效果，当拔罐等治疗方法达不到理想的治疗效果时，应及时到医院就诊，以免延误病情。

（梁学振）

45. 颈椎病患者可以用哪些中药方剂

颈椎病属于中医"项痹""痉证""痿证"等范畴，多认为其病位在筋骨，基本病机为经络痹阻、气虚血瘀，辨证分型为风寒湿型、气滞血瘀型、痰湿阻络型、肝肾不足型、气血亏虚型，颈椎病患者应综合不同类型的辨证分型，在医生的指导下合理使用中药方剂。

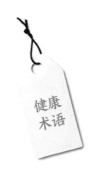

健康术语

方剂： 在辨证、辨病的基础上，根据组方原则和结构，选择适宜药物组合而成的药方。

关键词

颈椎病　中药　方剂

专家说

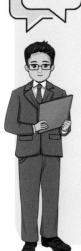

需要注意的是，中药方剂治疗颈椎病需同时改善患者的生活方式，如避免长时间低头、注意间隔休息等。在选择中药方剂治疗时，建议在中医师的指导下进行，以确保安全、有效。

1. 风寒湿型

治法：祛风散寒，除湿通络。

代表方：桂枝附子汤加减。

具体方药：桂枝、附子、生姜、大枣等。

2. 气滞血瘀型

治法：活血化瘀，理气通络。

代表方：活血止痛汤加减。

具体方药：当归、川芎、红花、乳香、没药、三七等。

3. 痰湿阻络型

治法：化痰行瘀，蠲痹通络。

代表方：羌活胜湿汤加减。

具体方药：羌活、独活、藁本、防风、甘草、蔓荆子、川芎等。

4. 肝肾不足型

治法：培补肝肾，通络止痛。

代表方：独活寄生汤加减。

具体方药：独活、细辛、防风、秦艽、肉桂、桑寄生、杜仲、牛膝、当归、川芎、生地黄等。

5. 气血亏虚型

治法：益气养血，和营通络。

代表方：归脾汤加减。

具体方药：黄芪、龙眼肉、人参、白术、当归、茯神、炒枣仁、远志、木香等。

中药除口服外，外用对颈椎病也有较好的治疗效果，例如将当归、红花等活血通络类中药封包热敷，或做成膏药贴敷。需注意中药并不是绝对无害，不可自行滥用，以免危害身体健康。

（梁学振）

三

颈椎病
术后康复
怎么办

46. 什么样的**颈椎病**需要**手术治疗**

颈椎病分为颈型、神经根型、椎动脉型、交感神经型、脊髓型及混合型六种类型，其中大部分脊髓型颈椎病需要首先考虑手术；严重类型的神经根型颈椎病如果保守治疗无效，需要手术治疗；椎动脉型颈椎病，如果保守治疗无效，可以考虑手术治疗；其他类型颈椎病大部分通过保守治疗都可以获得满意的疗效。需要强调的是，在保守治疗中，康复治疗是必不可少的重要环节。

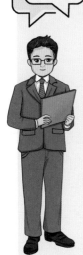

专家说

1. **颈椎病患者不要盲目进行手术治疗** 大部分颈椎病，尤其是颈型颈椎病、交感神经型颈椎病、神经根型颈椎病等可以通过正规的保守治疗治愈，康复治疗应作为重要的手段，不要完全依赖其他治疗手段而忽略康复。

2. **不要错过手术时机** 通过正规保守治疗后无效的患者，如脊髓型颈椎病、严重的神经根型颈椎病以及椎动脉型颈椎病需要及时进行手术治疗，否则容易导致脊髓损伤、神经根麻痹、晕厥甚至中风等严重后果。

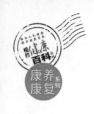

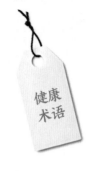

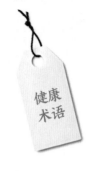
健康术语

关键词

颈椎病 手术 颈托

保守治疗： 疾病的治疗方法根据是否手术分为两大类，一类是手术治疗，另一类是保守治疗。保守治疗是应用各种非手术的方法治疗疾病，其中包括中西医临床的治疗方法以及各种康复治疗方法，前者属于患者被动接受治疗，后者是充分发挥患者的主观能动性进行康复治疗，只有将两者合理地综合应用才能获得满意的近期疗效和长期疗效。如果只注重临床治疗而忽视康复治疗，会影响疾病的长期疗效。

（杜良杰）

47. 为什么**颈椎病**患者术后要**佩戴颈托**

颈椎病的手术操作包括减压、固定与融合。减压是通过手术切除一部分组织，解除其对脊髓、神经根、椎动脉等重要组织器官的压迫，为其结构和功能恢复创造有利条件，如常见的颈椎椎管减压术。固定是应用内固定器械将相邻的颈椎椎骨固定在一起；融合是应用专用的融合器械以及自体或异体骨植入相邻的椎骨之间，让它们长在一起。在手术后的早期，需要用颈托限制颈椎的过度活动，为融合和愈合创造有利的外在环境。

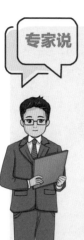

专家说

颈椎病患者术后要遵从手术医生以及康复医师的建议，适时佩戴颈托，一般需要佩戴 2~3 个月，具体佩戴时间需要根据手术情况调整。术后不能完全不佩戴颈托，也不能长时间佩戴颈托而过度固定。

1. 完全不佩戴颈托的做法可能会影响手术疗效　颈椎病患者手术后，应该遵从医嘱，合理佩戴颈托。如果完全不佩戴颈托，可能会导致内固定松动、组织愈合不良以及椎体间融合失败等情况的发生，从而直接影响手术疗效。

2. 过度使用颈托固定可能会导致不良后果　颈椎病患者手术后，需要在合适的时间内进行功能锻炼。使用颈托固定时间过长会导致颈椎周围肌肉错失最佳康复时机，从而出现肌肉萎缩，以及新的颈椎不稳定情况，进而出现慢性颈部疼痛、头晕等并发症。

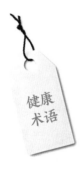

健康
术语

手术治疗： 通过外科手术切除机体病灶、促进机体恢复的治疗方法。颈椎病的手术方法包括减压、融合、内固定三方面。目前根据手术创伤的面积，颈椎病手术分为微创手术和非微创手术；根据手术切口入路，颈椎病手术又分为前路手术、后路手术，或者前后路联合手术。

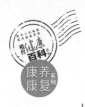

健康加油站

颈托对于颈椎具有支撑、固定和保护作用，要遵循医生的建议，选择适合自己规格与型号的颈托。合适的颈托透气性好、支撑性好、松紧度适中、对下颌没有过度挤压。佩戴颈托后需要注意防止压疮。

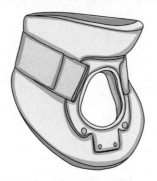

颈椎病患者术后佩戴颈托保护颈椎

（杜良杰）

48. 为什么颈椎病手术后不能一劳永逸

一劳永逸原意是辛苦一次，把事情处理好，就能得到永久的安逸。然而，这并不适用于颈椎病手术后的情况。颈椎病手术虽然可以缓解或解决当前的颈椎问题，但并不能保证可以永久性地解决所有颈椎相关问题。患者在术后需要遵循医生的建议，适当进行康复治疗，改变不良生活习惯，并定期复查，以便及时发现并处理新的问题。同时，保持良好的心态和生活方式，也是预防颈椎病复发的重要措施。

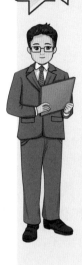

颈椎病术后应该配合康复治疗，以提高手术效果，预防颈椎病复发或其他继发问题，原因如下。

1. 颈椎病的复杂性 颈椎病可能由多种因素引起，包括颈椎结构变化、颈椎间盘退行性变、颈部肌肉紧张或炎症等。手术可能针对某一特定问题进行修复，但其他潜在因素可能仍然存在，未来有可能导致新的症状或问题。

2. 生活习惯的影响 不良生活习惯，如长时间低头看手机、坐姿不正、缺乏运动等，都可能加重颈椎的负担，导致颈椎问题的复发。即使进行了手术，如果不改变这些不良习惯，颈椎问题仍然有可能再次出现。

3. 手术本身的限制 手术本身可能带来一定的创伤和影响，如颈椎的稳定性可能受到影响，需要适当的康复治疗帮助恢复。此外，手术虽然可以修复或改善颈椎的某些问题，但手术本身也可能带来一些限制，如手术后的颈椎可能不能承受过大的压力或进行某些剧烈运动，需要患者在日常生活中注意避免。

4. 其他健康因素的影响 颈椎病可能与其他健康问题相互影响。如骨质疏松症、关节炎等全身性疾病可能影响颈椎健康。因此，即使手术解决了当前的颈椎问题，也需要关注其他健康问题，以维护颈椎的长期健康。

关键词

颈椎病　术后　理疗

在颈椎病的发生和发展过程中有一个复杂的肌肉、韧带、椎间盘和骨关节逐渐退行性变和颈椎稳定性逐渐消失的病理变化过程。为了维持颈椎的稳定性，会发生代偿性的骨质增生、韧带增厚和钙化等，进而会压迫重要组织，产生相应的临床症状和体征。颈椎病术后，在内固定的相邻节段或其他非相邻节段，这些变化会一直存在，颈椎病术后如果不加以干预，可能导致在内固定及融合的上下相邻节段出现影像学上的椎间盘老化、突出加重的现象，甚至再次发生脊髓或神经根压迫，出现明显的、相应的临床症状和体征。因此，需要从术后临床治疗、康复治疗以及日常生活养护等多方面防止颈椎病复发。

（杜良杰）

49. 颈椎病术后可以采用哪些促进恢复的理疗方法

颈椎病患者术后常存在疼痛、肿胀等创伤反应，另外，术后损伤的组织需要尽快愈合和修复，内固定物也需要保护，因此，颈椎病患者术后需要采用适当的理疗方法以改善颈部组织的血液循环，消除术后炎症、水肿，减轻粘连，解除痉挛，促进神经肌肉功能恢复。

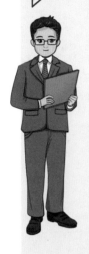

颈椎病患者术后可以选择以下理疗方法促进恢复。

1. 红外线疗法 利用红外线的辐射热作用，使组织产热，局部皮肤毛细血管扩张充血，血流加快，温度升高，从而加强组织营养，加强组织的再生能力和细胞活力，加速炎症和代谢产物的吸收，达到消炎、消肿、镇痛、松解肌肉痉挛的作用。

2. 中频电疗 中频电疗可以兴奋肌肉组织，促进局部血液循环，有舒筋、活血的功效，可以止痛，帮助炎症吸收，有助于缓解肌肉紧张、痉挛，并减轻神经水肿，促进伤口愈合。

3. 低频电疗 利用频率较低的交流电刺激肌肉组织，改善血液循环，促进代谢，缓解肌肉痉挛。对颈椎病术后引起的疼痛、肿胀及肌肉紧张和神经功能恢复有一定的辅助治疗作用。

4. 磁疗 利用磁场对人体进行治疗，能够刺激神经，促进血液循环，具有消炎、镇痛、消肿的作用。对颈椎病患者术后缓解疼痛和改善症状有一定的帮助。

5. 超声波治疗 通过超声波的机械作用、热作用和理化作用，对组织细胞产生细微的按摩作用，使组织软化，增强渗透力，提高代谢，促进血液循环，刺激神经系统及细胞功能。在颈椎病术后，超声波治疗可用于改善血液循环，减轻炎症，缓解疼痛和肌肉紧张。

6. 紫外线治疗 通过紫外线照射的方式起到抗炎、促进伤口愈合及组织生长等作用，对颈椎病术后早期的伤口红肿、感染、渗液、不愈合等症状具有一定的治疗效果。

需要注意的是，这些理疗方法应在医生的指导下进行，以确保安全性和有效性。同时，患者术后应定期复查，及时关注病情变化，以便医生根据具体情况调整治疗方案。

（杜良杰）

50. 颈椎病患者术后何时开始康复治疗

在条件允许的前提下，颈椎病患者术后需要尽早开始康复治疗。是否可以康复治疗取决于患者的全身健康状况、颈椎手术部位伤口的愈合情况、内固定稳定性、植骨愈合情况、椎间融合情况等。按照距离手术的时间长短，可以分为早、中、后期，不同时期颈椎局部和全身的情况不同，何时开始康复治疗、如何进行康复治疗需要根据上述情况综合确定。

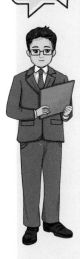

1. 颈椎术后早期 术后0~2周，刀口未拆线，组织水肿未愈合，伴有疼痛，有颈托外固定。建议在拔出引流管后开始进行颈椎周围肌肉轻柔的等长训练，在不引起颈椎运动的前提下，让患者对抗轻微阻力以激活肌肉，预防肌肉萎缩。

2. 颈椎术后中期 术后2~6周，组织未充分愈合，内固定需要保护，植骨愈合不充分及椎间融合不充分，需要颈托保护。可以进行颈椎周围肌肉的等长收缩、轻柔缓慢的肌肉抗阻训练。禁忌剧烈运动及颈椎关节活动范围大的训练。

3. 颈椎术后后期 颈椎术后6周~3个月，软组织愈合良好，骨组织基本愈合，大部分植骨愈合良好及椎间融合良好，大部分患者已不需要颈托外固定。在3个月之后，组织愈合情况更好，但部分患者遗留慢性颈部疼痛、颈部僵硬、活动受限等症状。需要根据具体情况进行颈椎周围肌肉的主动抗阻训练，以及适量的关节活动训练。

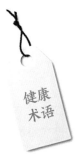

失用性肌萎缩： 是指由于长期卧床不活动、活动量不足或局部外固定时间过久导致肌肉体积缩小，同时伴有肌肉力量、耐力下降和功能减退。

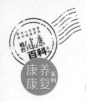

健康加油站

颈椎病患者术后需要早期开始适度的康复治疗。颈椎病患者术后如长期休息，没有及时进行康复治疗，或长时间用颈托固定，会导致颈椎失用性肌萎缩，肌肉功能下降，颈椎稳定性下降，从而发生慢性疼痛、僵硬、活动受限、头晕等问题；相反，颈椎病患者术后过度或不适当的康复治疗也会导致肌肉损伤，出现肌肉持续酸痛等症状。

（杜良杰）

颈椎病术后如何进行康复训练

51. 颈椎病患者术后可以进行哪些康复治疗

颈椎病患者手术后需要根据具体情况开展适度的颈椎周围肌肉的康复治疗、关节活动训练以及全身运动锻炼。脊髓型颈椎病术后如遗留四肢瘫，需要开展肢体功能训练、提高日常生活能力的训练等。康复治疗的目的是促进颈椎术后康复、防治术后并发症、改善全身体质、提高四肢功能及日常生活能力。

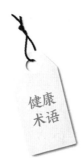

全面康复：指通过综合的、协调的手段，使患者不但能够得到身体和心理的医学康复，同时还能够得到较好的教育康复、职业康复和社会康复的一种最佳康复状态。

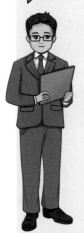

颈椎病术后，应根据不同的手术方式及康复目的采取不同的康复治疗方式。

1. 促进术后组织水肿消退　适合在手术后早期进行。可以在不对抗外界阻力的情况下进行颈椎周围肌肉的等长收缩训练。肌肉的等长收缩运动是只有肌肉收缩而不产生关节活动的运动，如收缩颈部的动作。建议每次坚持收缩 5 秒，每组 10 次，每天 5~10 组。

2. 提高颈椎周围肌肉的力量　适合在颈椎病术后中、后期进行。可让患者或陪护者用手分别在头的前后左右轻柔地施力推，同时头颈部保持中立位，静止性地对抗，每次坚持 5 秒以下，每天 2 组，每组应在各方向锻炼到出现肌肉酸痛为止。

3. 提高颈椎周围肌肉的耐力　适合在颈椎术后中、后期进行。头手对抗，方法同上，持续时间在 5 秒以上，但不超过 1 分钟，锻炼到出现肌肉酸痛为止。建议每天 2 组。

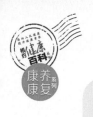

4. 改善颈椎的稳定性　以改善颈椎周围肌肉的耐力为主，同时提高肌肉力量。可以采用上述头手对抗的锻炼方法，也可以用专用的器械进行锻炼。

5. 改善颈椎关节活动范围　适用于颈椎病术后后期、确定内固定良好、植骨愈合好、椎间融合好的患者。仅适合对没有融合的关节进行康复治疗，不适用于已经融合的关节突关节。一定要轻柔缓慢地进行康复治疗。

6. 全身性的康复治疗　颈椎病患者术后中、后期可以进行适合自己的全身有氧训练，如散步，游泳等，禁忌剧烈运动。

7. 提高日常生活能力的训练　脊髓型颈椎病术后患者如有四肢瘫、日常生活能力下降，需要在专业人员的指导下进行提高日常生活能力的训练。

（杜良杰）

52. 颈椎病患者术后还能恢复**体育锻炼**吗

颈椎病患者术后会发生不同程度的僵硬，颈椎的灵活性下降；颈椎的生物力学传导异于正常人；颈部的肌肉韧带及关节、椎间盘等组织的结构与功能都会发生一定的变化；颈椎生理曲度异常；维持颈椎动态和静态稳定性的能力下降。鉴于上述各种原因，颈椎病患者术后需谨慎参与体育锻炼，一定要遵循手术医生、康复科医生的建议选择并进行适合自己的体育锻炼项目。

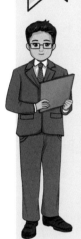

1. 良好的脊柱稳定性是进行体育锻炼的前提　几乎所有的体育锻炼动作都要建立在稳定的颈椎、胸椎、腰椎的基础上，这种稳定性包括动态稳定性和静态稳定性两方面。颈椎的动态稳定性是在运动中维持颈椎平衡、协调的能力；颈椎的静态稳定性是能够维持其在静止状态下稳定的能力。颈椎病患者术后如果还没有获得正常的动态稳定性和静态稳定性，是不能进行体育锻炼的。

2. 不当的体育锻炼对脊柱有害　速度、力量与运动范围过大的体育锻炼，轻则损伤肌肉，重则损伤椎间盘与关节。

3. 颈椎病患者术后需在专业人员指导下，选择适合自己的运动方式　颈椎病患者术后要遵循轻柔缓慢、循序渐进、量力而行、安全为首的体育锻炼原则；要在专业人士的指导下，根据自己的具体情况选择合适的运动方式并制订合理的运动计划。

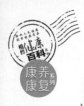

关键词

颈椎病　不良习惯

健康加油站

颈椎病患者术后需要在专业人士指导下，制订一个长期的、可行的、科学的康复治疗计划。颈椎周围肌肉力量和耐力的提高是一个循序渐进的过程，不可急躁冒进；制订计划后要严格执行；在实施过程中，还要根据具体情况，克服阻碍康复治疗的各种困难，以便实现康复目标。

（杜良杰）

53. **预防**颈椎病，需要纠正哪些**生活不良习惯**

颈椎病是由多种原因产生的，主要有颈椎退行性变、慢性劳损、头颈外伤、咽部炎症及颈椎先天畸形等，其中颈椎的慢性劳损是引起颈椎退行性变的常见因素，与颈椎病的发生、发展及预后密切相关。慢性劳损包括不良的睡眠习惯、不当的生活和工作姿势、不合适的锻炼方式、不良的精神状态等。

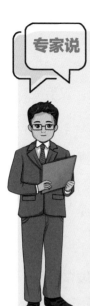

以下原因是引起颈椎病的常见因素。

1. 不良的睡眠习惯 如高枕、低枕及俯卧位睡姿。持续的不良姿势会造成颈部肌肉失衡、劳损，导致颈椎病。枕头高度因人而异，一般以 8~15 厘米为参考，以获得最大舒适感为宜。

2. 不当的生活和工作姿势 长时间低头或同一姿势保持较长时间，会造成颈部肌肉、韧带的劳损，长期低头会导致椎间盘压力增加而造成损伤。坐姿要尽可能保持自然端坐位。避免长时间在同一姿势下伏案工作。调整桌面高度与倾斜度。

3. 不合适的锻炼方式 幅度过大超出颈椎耐受程度及头颈部负重的运动，久而久之会造成颈椎损伤。颈椎活动或运动时要适当控制颈椎活动的幅度、强度及时间。

4. 不良的精神状态 长期精神紧张、焦虑会导致颈部肌肉失衡，诱发颈椎病。要调整不良的精神状态，保持乐观、开朗、积极的心态。

5. 咽部炎症 咽喉部急、慢性炎症是颈椎病产生的原因之一，咽喉部炎症会引起颈部肌张力降低、韧带松弛，使颈椎稳定性下降而诱发颈椎病，要重视咽喉部炎症的治疗。

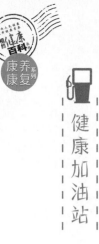

颈部保健操的方法如下。

1. 前点后仰 收紧下颌，头用力向上顶，双手上举过头，掌心向上，仰视看手。

2. 左顾右盼 双手置于腰部，头颈缓慢向一侧转动，转动幅度以使颈部组织受到最大程度牵拉为宜，回到原位，再转向对侧。转动过程中若出现不适则停止。

3. 左右侧屈 颈部缓慢向一侧屈，再缓慢向对侧屈。侧屈幅度以使颈部组织受到最大程度牵拉为宜，侧屈过程中若出现不适应停止。

4. 颈部环绕 颈部放松，缓慢转动颈部，幅度以转动过程中无不适感为宜。顺时针、逆时针交替进行。

5. 抗阻后伸 双手交叉紧贴于头颈交界部，头颈向后用力，双手向前用力与头颈保持相互静止状态。

以上动作在最大位置保持3~5秒，重复5~10次。

（李春磊）

54. 为什么**车祸**会**导致**驾乘人员颈椎损伤

车辆在行驶过程中发生车祸，突然停止或突然减速，或被后车追尾等，由于驾乘人员的运动惯性，颈部急速出现过度伸展或屈曲，使颈部组织受到过度的应力而造成损伤，常称之为挥鞭样损伤。严重的事故会出现颈部脊髓损伤，造成四肢瘫。

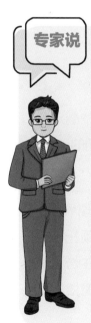

专家说

车祸会导致颈部过度伸展或屈曲，导致颈椎损伤。当受伤人员颈椎过度屈伸、旋转或侧屈时，可能使翼状韧带和横韧带损伤，导致寰枕关节失去稳定性；可能使颈椎间盘的纤维环无法承受压力而出现破裂，髓核也有可能从破裂的纤维环中突出或者脱出；还可能会导致颈椎椎体和小关节无法承受压力而出现损伤，压迫神经根或者脊髓，出现颈痛以及弥漫性肩部疼痛和手臂放射痛，肢体感觉运动功能障碍；交感神经损伤会出现头痛、眩晕、耳鸣、面部潮红、咽感觉异常、恶心、视力模糊等症状。

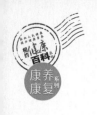

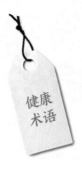

脊髓损伤： 各种致病因素（外伤、炎症、肿瘤等）引起的脊髓结构、功能的横贯性损伤，造成损伤节段平面以下的脊髓神经功能（运动、感觉、括约肌及自主神经功能）障碍。涉及双下肢的部分或全部躯干损伤统称为截瘫，四肢躯干部分或全部受累者称为四肢瘫。

驾乘人员发生颈椎损伤的急救方法。

1. 严禁随意搬动、扶抱伤者，禁止伤者尝试坐起或行走，应维持姿势等待救援。

2. 拨打急救电话，寻求帮助。

3. 若伤者有创口，给予紧急包扎，严禁翻动伤者。禁止对昏迷的受伤者做可引起头颈部摆动的动作，如击打面部等，防止颈椎再次损伤。

4. 如必须搬动时应给予伤者颈托固定。现场没有颈托时可选择硬纸壳、报纸、书本等仿制颈托，用布条等包扎伤者颈部。搬动时应由专人扶住伤者头部，保持头部与身体一致，防止头颈部出现摆动和旋转。

（李春磊）

55. 青少年如何预防颈椎病

关键词

颈椎病 青少年 不良习惯

近些年青少年的颈椎病预防备受关注。青少年因存在许多不良生活和学习习惯、缺乏运动等，特别是即将毕业的大学生，因考试及写论文等因素，长时间低头学习，常易出现颈椎病症状，如颈部酸痛持续不缓解、头晕、恶心、颈部弹响、注意力不集中等，甚至影响学习、睡眠，使青少年的学习及生活质量急剧下降。而颈椎健康需要青少年在日常生活中保持良好的学习、生活习惯。

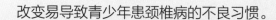

专家说

改变易导致青少年患颈椎病的不良习惯。

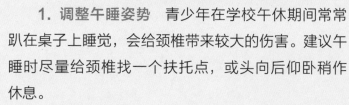

1. 调整午睡姿势 青少年在学校午休期间常常趴在桌子上睡觉，会给颈椎带来较大的伤害。建议午睡时尽量给颈椎找一个扶托点，或头向后仰卧稍作休息。

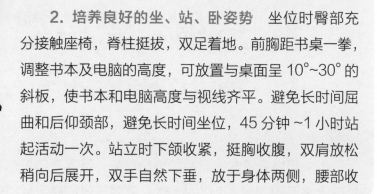

2. 培养良好的坐、站、卧姿势 坐位时臀部充分接触座椅，脊柱挺拔，双足着地。前胸距书桌一拳，调整书本及电脑的高度，可放置与桌面呈 10°~30° 的斜板，使书本和电脑高度与视线齐平。避免长时间屈曲和后仰颈部，避免长时间坐位，45 分钟 ~1 小时站起活动一次。站立时下颌收紧，挺胸收腹，双肩放松稍向后展开，双手自然下垂，放于身体两侧，腰部收

紧，骨盆上提，双下肢肌肉略紧绷，保持脊柱的正常生理曲度。卧位时应选择合适的枕头，保持颈部正常的生理曲度。

3. 避免用靠枕及颈枕靠着阅读　青少年在家休息时喜欢用靠枕及颈枕靠在床头阅读，长时间保持此姿势易出现颈痛。

4. 禁忌侧屈颈部打电话　很多青少年喜欢在学习和工作时用颈部夹住手机打电话，聊天时间较长，颈部长时间侧屈，会对颈椎造成一定的损伤。

5. 定期调整颈部姿势　课间积极参加课间操，工作时可做工间操。

6. 注意颈部保暖　在冬天或夏天室内有空调和电扇的环境中，冷风会使颈椎周围肌肉紧张，甚至痉挛，出现颈肩痛等症状。

（李春磊）

56. 瑜伽和普拉提可以预防颈椎病吗

近年来颈椎病发病率呈持续增加趋势，且逐渐年轻化，严重影响年轻人生活和学习／工作的质量。瑜伽与普拉提是从国外传至国

关键词

颈椎病　瑜伽　普拉提

内的一种流行的大众运动方式，属于舒缓又有力量的运动，不仅可以改变外在形体，更能锻炼深层肌肉，从而缓解因学习／工作压力造成的紧张，所以瑜伽及普拉提非常适合年轻人，可以在一定程度上预防颈椎病，但应结合个人身体情况和医生建议，合理安排锻炼计划。

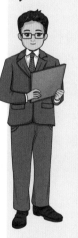

瑜伽本质上是一种拉伸运动，加上对呼吸的控制和冥想，能够放松身心，缓解肌肉紧张度。瑜伽锻炼可以起到疏通经络、活血化瘀的功效，加快颈部血液循环，降低颈椎病的发生率。

普拉提则是一种能够改善身体姿态、增强核心力量、提高肌肉灵活性和协调性的运动方式。它可以帮助缓解颈部和肩部的紧张和压力，预防和恢复运动损伤。通过放松三角肌、菱形肌、斜角肌等颈部周围肌群，缓解颈部紧张和疼痛；通过对颈部进行牵引和按摩，改善血液循环和神经传导。

需要注意的是，这些运动在预防颈椎病方面虽然有一定的效果，但并不能完全替代医学治疗。如果已经确诊为颈椎病，应在医生的指导下进行适当的治疗和锻炼。同时，在进行瑜伽和普拉提运动时，也需要掌握正确的方法，避免因错误的动作或过度运动而导致颈椎损伤。

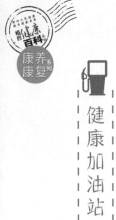

健
康
加
油
站

瑜伽及普拉提可通过不同的姿势及动作，增强颈部肌肉的肌力和抗负荷能力，防止肌肉失用性萎缩，增强颈椎的稳定性，避免颈椎失稳。可从核心肌群训练、脊柱灵活度训练、中立位、呼吸等方面对颈椎病起预防和康复作用。以下列举几种可预防颈椎病的动作。

1. 天鹅宝宝 俯卧位，颈部拉长，面部向下，双手掌心朝下放在垫子上，位置在两侧肩膀的下方，肘关节向外，双臂呈"八"字分开，肩膀放松，不要耸肩，两腿分开与髋同宽。呼气，伸长颈部和脊柱，肩膀继续下沉，收缩腹部，同时集中后背部的力量抬起上半身，伸展背部，手掌可微微向垫子施加压力以获得支撑。保持肩膀下沉，头部和颈部保持在一条弧线上。吸气，收缩腹部，身体向远端延伸，同时有控制地将躯干放低回到垫子上。重复4~8组。

2. 猫式 双膝跪地，骨盆在膝盖正上方，手与肩同宽，放在肩正下方。吸气同时延长脊柱，坐骨向上，脊柱下沉，胸部上提平视前方，随后呼气，尾骨向下，拱背，低头。重复4~8组。

3. 坐位脊柱牵伸 分腿坐姿，两腿与肩同宽，足微微背屈使足跟前蹬，双臂平行前伸。吸气，脊柱向上延展；呼气，骨盆保持稳定，先收缩腹部，将下颌靠近胸部，逐节弯曲脊柱，手臂向前延伸；吸气，躯干保持不动；呼气，收缩腹部，将肚脐向脊柱收，脊柱逐节向后延伸，回到起始坐姿。重复4~8组。

（李春磊）

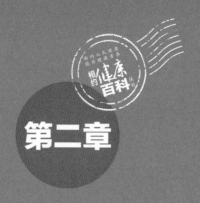

第二章

腰椎疾病康复怎么办

一

认识
腰椎疾病

1. 常见的**腰椎疾病**有哪些

日常生活中常见长期受腰腿疼痛困扰的人群，比如搬运工人、建筑工人、长期弯腰或伏案工作的人、坐姿不正确的年轻人、过于肥胖或瘦弱的人、腰椎退行性变的老年人等，诱因多种多样，退行性变是主要原因，也有损伤、职业、疾病、体育活动、寒冷等因素。

腰椎疾病以腰腿疼痛和腰部活动受限为主要症状，同时伴有一系列复杂的相关症状。按照病因可分为脊柱因素引起的腰椎疾病和非脊柱因素引起的腰椎疾病。

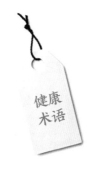

健康术语

腰痛： 腰背部组织的局部创伤、炎症或附近器官疾病引起的腰部疼痛感。这些疼痛可能与椎体、椎间盘、关节、韧带、肌肉、神经等受损有关。

关键词

腰椎退行性变 腰痛

专家说

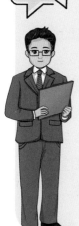

1. 脊柱因素引起的腰椎疾病

（1）脊神经病变：腰椎肿瘤、腰椎结核、腰椎炎症、强直性脊柱炎、急性脊髓炎、神经根炎等引起脊神经受损和炎症。

（2）腰椎退行性变：腰椎间盘退行性变、腰椎滑脱症、腰椎椎管狭窄症以及腰椎韧带（黄韧带、后纵韧带）肥厚和钙化等。

（3）腰椎畸形：隐性脊柱裂、发育性腰椎椎管狭

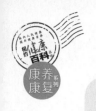

窄、骶椎腰化、腰椎骶化等。

（4）脊柱损伤：腰椎骨折、急性腰扭伤、腰肌劳损及腰椎小关节、肌肉、韧带、腰椎间盘损伤等。

（5）其他原因：脊柱侧凸、老年性骨质疏松症、不良生活工作习惯等。

2. 非脊柱因素引起的腰椎疾病

（1）内脏疾病：肾炎、肾结核、泌尿系感染、泌尿系结石、妇科炎症、盆腔肿瘤、异位妊娠、消化道溃疡等。

（2）局部病变：病毒性感染等。

（3）心理因素：工作压力过大，厌倦所从事的工作，工作中紧张、焦虑等。

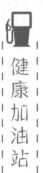

健康加油站

腰椎疾病的治疗原则

出现腰痛后应首先确定腰痛的性质及病因。一旦怀疑腰痛是由肿瘤、感染、骨折等有病理改变的疾病导致的，应及时到医院专科就诊，进一步诊断及治疗。若为非病理性改变导致的腰椎疾病，如腰肌劳损等，应根据具体病因及症状选择治疗方法。一般以腰痛为主要症状的腰椎疾病的治疗原则，常以非手术治疗为主，如无效，再考虑手术治疗。急性期治疗以控制疼痛为主，慢性期治疗以功能训练和行为干预为主。

（李春磊）

2. **腰椎疾病**常出现 **哪些症状**

关键词

腰椎疾病指由于腰部的骨骼、椎间盘、关节、韧带、肌肉等出现功能衰退，产生多种继发改变，从而刺激或压迫腰部神经根、脊髓、血管，使人体出现不适症状的一系列表现。包括腰肌劳损、肌纤维炎、腰椎间盘突出症、腰椎椎管狭窄症、腰椎滑脱症、脊柱侧凸、老年性骨质疏松症等。腰椎疾病一般有由轻到重的发展过程，症状严重者可造成功能受限，甚至残疾，严重影响日常生活和工作。建议早预防、早诊断、早治疗。

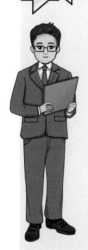

专家说

腰痛受疾病类型、部位、范围、大小、程度、个体差异等因素影响，症状差异较大，主要包括以下几个方面。

1. **腰部疼痛** 多为持续性钝痛，也可出现持续性剧痛。疼痛常与久坐、久站、弯腰工作和做家务等有关，休息后症状可缓解，腹压增高时（打喷嚏、咳嗽、用力排便等）疼痛可加重。

2. **腰部活动受限** 是腰椎疾病常见症状，弯腰、伸腰、左右转腰受限，活动时疼痛明显加重，甚至有代偿性的脊柱侧凸。

腰椎疾病 疼痛 活动受限

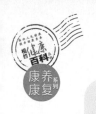

3. **下肢放射性疼痛、麻木** 一般出现在腰痛之后，部分患者与腰痛同时出现，由于腰椎病变挤压相应的神经根，疼痛常出现在坐骨神经分布区，俗称坐骨神经痛，开始于臀部、向大腿后外侧、小腿外侧、足背及足底放射。

4. **跛行** 腰部疼痛明显时，常出现患侧下肢负重时间减少，患侧足尖着地，重心快速转移到健侧下肢，出现跛行，也称为减痛步态。间歇性跛行常见于腰椎椎管狭窄症，即步行一段时间后患者下肢出现酸痛，休息一段时间后症状减轻，再次行走时症状复现，腰椎后伸时症状较明显，弯腰推车或骑自行车时腰痛症状可减轻。

5. **下肢肌肉萎缩** 患病时间长的患者，可出现不同程度的下肢肌肉萎缩，特别是小腿变细较常见。

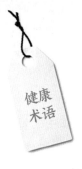

减痛步态： 其特点是尽量缩短患侧下肢的支撑期，身体重心从患侧下肢快速转移到健侧下肢，患肢足尖短促着地，以减轻负重引起的疼痛，行走步态不稳。

（李春磊）

3. 为什么
腰椎生理曲度变直了

很多腰痛患者在医院就诊，进行腰椎 X 线或 CT 检查时，报告提示腰椎生理曲度变直。正常的腰椎在矢状面上（侧面观）形成一个向前弯曲的弧度，能使脊柱富有弹性，缓冲和分散运动给躯干带来的震动冲击。长期慢性腰痛患者，肌肉紧张，腰椎的生理曲度变直，其躯干易受到冲击而受损伤。

长期的不合理姿势容易出现代偿性腰椎曲度变直。不合理的姿势，如驼背（胸椎过度后凸），可导致腰椎生理前凸过小，局部受力过度，时间长了会造成腰椎周围软组织和肌肉的慢性损伤。其次，腰部肌肉损伤也会使腰椎结构丧失稳定性，从而诱发腰椎生理曲度改变。

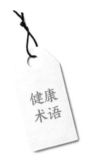

关键词

腰椎 生理曲度

健康术语

腰椎生理曲度： 人端坐或站立时，正常腰椎有一向前凸出的弧度，即腰椎的生理曲度。正常腰椎生理曲度为 $15°\sim20°$，生理曲度的存在可增加腰椎弹性，缓冲和分散运动给躯干带来的震动冲击，平衡身体重心，减少腰部及下肢压力。

专家说

腰椎生理曲度的意义

1. 保持身体平衡 腰椎生理曲度可以保持身体平衡，避免因长期姿势不当和肌肉损伤导致躯干不稳。

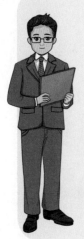

2. **增加脊柱的弹性** 生理曲度可以增加脊柱的弹性，能缓冲脊柱承受的垂直载荷，避免椎骨受到损伤。

3. **预防疼痛及慢性疾病** 腰椎过度屈曲可导致腰部肌肉劳损、下肢疼痛等。

4. **提高生活质量** 减少不适，缓解腰背痛，提高日常生活质量。

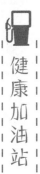

健康加油站

保持腰椎生理曲度的方法

1. **正确的姿势** 选择合适的桌椅，臀部和座椅充分接触，脊柱挺拔，靠垫支撑腰背部，双足触地；使用电脑及手机时应使屏幕与双眼平齐，避免长时间低头；站立时，双足平放在地上，重心置于两脚之间，侧面看身体呈一条直线；坐位时，座椅高度的选择原则为坐下时躯干与大腿呈90°，小腿与大腿呈90°，不要坐太低的凳子，如马扎；坐垫的材质不能太软，如软垫的沙发；步行时身体向上挺直，双肩放松，收腹挺胸，足尖向前方，避免内、外八字步。

2. **合适的床垫** 床垫硬度适中，过软会引起腰椎生理曲度增加，不利于腰部肌肉放松，过硬影响睡眠质量。

3. 适量运动 避免长时间保持同一姿势，特别是久坐（如银行职员、程序员等）。建议每40分钟到1小时改变一次姿势，做适量运动；进行正确的腰背肌及腹肌力量训练，增加脊柱和骨盆的稳定性；规律进行适量的有氧运动，如慢跑、瑜伽、普拉提、游泳等。

4. 日常生活中注意保护腰背部 提重物时双脚分开，膝盖屈曲下蹲，保持背部平直，重物尽量靠近身体，双下肢用力，搬起重物。提重物或肩挑重物时，尽量保持腰挺直，或两侧交替。

（李春磊）

4. 什么原因会导致

急性腰扭伤

急性腰扭伤是因为劳动或运动时，腰部肌肉、筋膜和韧带承受负荷过大，引起不同程度的肌纤维断裂，出现一系列临床症状。常见于青壮年体力劳动者、健身爱好者、平时缺乏运动的人群、中年女性、产妇等。急性腰扭伤后可出现剧烈的腰背疼痛、腰部活动受限、腰部肌肉不对称、腰部肌肉紧张甚至痉挛、腰椎生理曲度消失、腰部强迫体位；也有患者当时症状不明显，但次日凌晨因疼痛加剧而不能起床或活动。急性腰扭伤是生活中比较常见的损伤，给日常

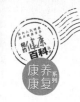

生活带来了很多不便，严重影响了生活、学习、工作等。不及时治疗可转变为慢性腰痛。

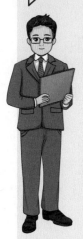

急性腰扭伤病因较多，主要有以下几点。

1. 姿势不当　生活中或者工作时腰部错误的姿势容易导致腰部损伤，①直接弯腰搬物；②突然失足踏空，腰部急剧扭转；③几人抬物动作不协调或一人滑倒，都可成为致伤因素。

2. 超负荷活动　腰部超负荷活动导致肌纤维或肌腱在骨附着部位撕脱损伤。

3. 重心失衡　不慎摔倒，腰部屈曲，下肢伸展，易导致急性腰部损伤。

4. 腰部准备活动不足　在没有准备的情况下突然出现腰部动作，如咳嗽、打喷嚏等突然收缩肌肉，易造成急性腰扭伤；运动健身前未做好腰部热身运动，运动过程易造成急性腰扭伤。

5. 外力撞击　外力直接撞击腰部，可造成急性腰扭伤，甚至合并腰椎骨折、脱位和神经损伤，如车祸、重物砸伤、高处坠落等。

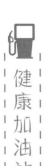

健康加油站

急性腰扭伤早期处理

1. 卧床休息　即刻卧床休息，可佩戴腰部护具保护腰部。疼痛较严重者可适当延长卧床时间。

2. 及时就医　及时到康复科、运动医学科和疼痛科就诊，损伤8小时内以冷敷为主，次日可进行理疗，如无热量超短波、磁疗、中频电疗、直流电药物离子导入、激光等，3天后可行红外线、蜡疗、超声波、冲击波等治疗。

3. 药物治疗　可给予消炎止痛药、肌肉松弛药、镇静药及局部外用止痛药物和中药止痛膏。

（李春磊）

5. **肌筋膜炎**是
什么原因引起的

关键词

肌筋膜炎　劳损　疼痛

肌筋膜炎是一种临床常见但常被忽略或误诊的疾病，主要指肌肉和筋膜无菌性炎症反应。颈、肩、腰部肌肉及韧带、关节囊急性或慢性损伤、劳损等是本病的基本病因。肌筋膜炎好发于腰背部，又称为腰背肌损伤、腰背部纤维炎、腰背肌筋膜疼痛综合征等，其次好发于颈肩部及胸背部。肌筋膜炎的常见病因是什么？

专家说

肌筋膜炎的常见病因

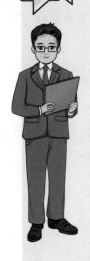

1. 外伤或过度使用是肌筋膜炎的主要病因，肌肉和筋膜是人体运动系统中的重要组成部分，当它们受到外伤或使用过度时，就可能导致炎症和疼痛。

2. 身体姿势不良也是肌筋膜炎的常见原因，可能会导致肌肉和筋膜受到不当的压力，引起炎症和疼痛。

3. 气候和环境因素也可能导致肌筋膜炎的发生，潮湿、寒冷的环境易引起炎症和疼痛，影响肌肉和筋膜的功能。此外，空气湿度、气压和风力等因素也可能会对肌肉和筋膜产生不良影响。

4. 慢性感染、精神抑郁、睡眠障碍、甲状腺功能减退以及高尿酸血症等疾病经常并发肌筋膜炎。

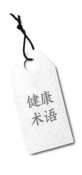

健康术语

筋膜：是平行或管状排列的纤维结缔组织。有的厚且致密，有的为一薄膜。所有的筋膜在机体内是相互连接的。浅筋膜位于真皮之下，由疏松结缔组织组成。深筋膜包裹肌肉并形成筋膜纵隔，称肌间隔，在正常情况下有较好的润滑性，可使肌肉本身以及肌肉与筋膜之间自由滑动。

肌筋膜炎的预防

1. 保持正确的姿势，坚持适度锻炼 避免长时间保持同一姿势；适当进行伸展和肌肉锻炼，可以增强筋膜的滑动性及肌肉的力量和耐力。

2. 充足的休息和睡眠，合理饮食 休息和睡眠有助于减轻肌肉负担，缓解疼痛；饮食中应摄入足够的维生素和矿物质，这些物质有助于维持肌肉健康。

3. 保持温暖 寒冷和潮湿的环境容易导致肌肉紧张。

4. 避免过度使用 避免过度使用身体某些部位，以减少肌肉劳损和炎症。

5. 合理使用药物 在医生的指导下，可以使用一些非处方药物，如消炎止痛药、抗抑郁药等，以缓解疼痛和炎症，但注意不宜长期服用药物。

（刘立宏）

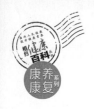

6. 腰椎疾病与睡眠姿势有关吗

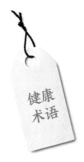

身体姿势: 身体各部位在空间的相对位置。身体姿势的测评可分为静态与动态两种,前者指静止中立位和坐位姿势,后者指活动过程中所呈现的身体姿势。

对于腰椎疾病患者而言,维持脊柱正常的生理曲度,选择正确的睡眠姿势至关重要。不同的睡姿可能会对腰椎产生不同的影响,正确选择适合自己的最佳睡姿是帮助预防和改善腰椎问题的重要手段。通过改变睡眠姿势、选择合适的床垫和枕头等方式以提高睡眠质量并减小对腰椎的压力是可行且有效的。

 不同睡眠姿势的影响

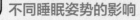

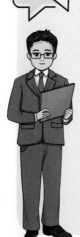

1. **仰卧** 背部和床垫之间的压力较小,身体的重量被均匀地分散到整个背部。有助于维持腰椎的正常生理曲度。腰椎疾病患者仰卧时膝下垫一中等大小的枕头会使身体更放松,这种睡姿对腰椎的压力最小,有助于减轻疼痛和提高睡眠质量,是较为理想的睡姿。

2. **侧卧** 该姿势也有利于腰椎健康,侧卧时枕头高度合适,肩部放松与臀部平面一致,可以减轻腰部压力。侧卧时，如果能够在两膝间放一小枕头，可以进一步减轻腰椎的压力。同时，侧卧还有助于增加颈部和肩部的舒适度。

3. **蜷缩卧** 这是一种不良的睡姿，长久保持身体过度蜷缩的睡姿，会导致脊柱受压，出现脊柱过度弯曲。这个睡姿也容易导致颈肩酸痛。趴在桌子上的睡姿和蜷缩着睡非常相似，都会导致腰椎过度弯曲，出现腰椎不适。

4. **趴卧** 在这种睡姿下腰椎的压力不会减小，虽然可以减轻颈部的压力，腰椎疾病患者长期采用这种睡姿不仅会加重腰部肌肉的紧张度，还会加重腰肌劳损，导致腰痛加重。

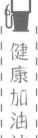

健康加油站

针对腰椎疾病患者睡眠的其他建议

1. **选择软硬合适的床铺** 最好选择合适的床垫，太软的床垫虽然舒服，但容易使整个身体陷下去，不利于腰椎健康。也不要太硬，太硬的床垫会使腰部肌肉紧张，增加腰椎压力。

2. **加强核心肌肉训练** 急性腰痛过后，每天进行中等强度的核心肌肉训练，如臀桥、三点或五点支撑等，以增强核心肌群力量，缓解腰椎的不适。核心肌肉训练前后都要进行腰椎放松，如猫背弓式放松、仰卧抱膝、仰卧屈髋屈膝、左右摆腿等。

（刘立宏）

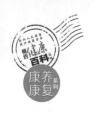

7. 腰椎间盘突出症
是怎么回事

多数人只要长期出现腰腿痛，就怀疑自己患有腰椎间盘突出症。腰椎间盘突出症是怎么回事？是不是所有的腰痛、腿痛都是椎间盘突出引起的呢？

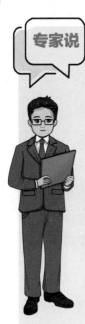

专家说

椎间盘是两块相邻椎骨间的垫子，结构如同夹心饼干，由纤维环、终板和髓核共同组成。四周坚固的纤维环包绕着中间胶冻状的髓核，髓核上下靠近椎骨的部分有软骨终板。髓核富含水分，能够缓冲椎间盘的压力，吸收震荡。腰椎间盘突出症主要是指在外力的作用下纤维环破裂，中间的髓核从纤维环裂口中脱出，压迫和刺激邻近的脊神经根，出现腰痛和腿痛。根据突出的程度及 CT、磁共振表现，可分为膨隆型、突出型和脱垂游离型。轻度突出主要表现为腰部疼痛，重度突出表现为神经根压迫症状，一侧下肢疼痛、麻木、肌肉萎缩等，以腰 4~5 椎间盘、腰 5~ 骶 1 椎间盘突出最常见。

并不是所有的腰椎间盘突出症都会引起腰腿痛，腰腿痛也并不是都由腰椎间盘突出症引起。在 CT 与磁共振技术广泛应用的今天，很容易检查椎间盘的情况，结合病史、临床症状、体格检查和影像学检查，诊断一般多无困难。

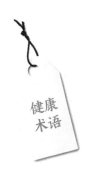
椎间盘: 是连接相邻两个椎体间的纤维软骨, 由中央的髓核和周边的纤维环及上下的软骨终板构成。纤维环由多层同心圆排列的纤维组织构成; 髓核由水和富有弹性的胶原蛋白构成。椎间盘坚韧而又有弹性, 既牢固连结两个椎体, 又可使两个椎体之间有少量的活动。

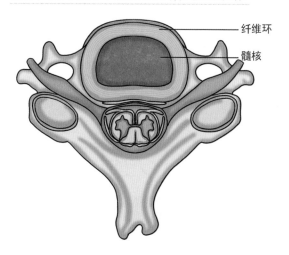

纤维环

髓核

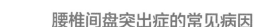

腰椎间盘突出症的常见病因

1. 腰椎间盘的退行性变是主要原因 中央的髓核含水量降低, 对载荷的承载能力下降, 压力过多转移到四周的纤维环上, 加速其退行性变, 在扭转力和压力的共同作用下, 出现裂口, 髓核组织脱出, 时间一长, 两块椎骨靠近, 出现腰椎失稳、活动度减小。

2. 外伤因素 是成年人腰椎间盘突出症最常见的原因, 包括搬重物时发力方式不正确而扭伤腰, 打球

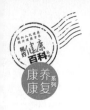

等运动造成突然的腰部扭伤。

3. 椎间盘自身解剖因素 有一些人腰椎的韧带和相关结构先天发育不良。

4. 不良的生活习惯导致腰椎的负荷过重 如超重、长期保持一个姿势等。各种姿势对腰椎间盘的负荷由大到小分别为：提重物＞坐着弯腰＞弯腰＞坐位＞站立＞侧躺＞平躺。

（刘立宏）

关键词

🔘

腰椎间盘突出症 年轻化 运动损伤

8. 为什么**年轻人**也会患**腰椎间盘突出症**

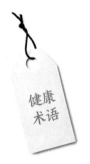

健康术语

肌肉萎缩： 多种因素引起的横纹肌营养不良、肌肉缩小、肌纤维变细甚至消失的临床症状。多由肌肉本身疾病或神经系统功能障碍所致。

腰椎间盘突出症是较常见的腰部疾病，主要原因是核心肌力下降，过度负荷造成椎间盘变性，直至破裂突出，中年人比较常见。由于工作压力和生活习惯的原因，越来越多的年轻人也患有此病，其发病率逐渐升高。为什么腰椎间盘突出趋于年轻化呢？应该怎样预防腰椎间盘突出症？

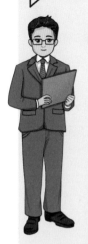

专家说

腰椎间盘突出症趋于年轻化的病因

1. 运动损伤　科学、适当的运动可以强身健体，但是过度运动会导致腰部损伤，如举重、跳远、投掷铅球等，可能会刺激腰椎间盘及周围韧带，加速腰椎退行性变，从而导致腰椎间盘突出。此外一些超关节运动，如瑜伽、舞蹈等也会引起腰部损伤。

2. 缺乏运动　不注重锻炼，特别是对腰背肌肉功能的锻炼，久而久之腰背部的肌肉力量下降，韧带脆性增加，对腰椎的保护功能明显下降，容易导致腰椎间盘突出症。

3. 肥胖　人的脊柱就是身体的"房梁"，随着体重的增加，椎间盘的压力也越来越大。长期体重过大，也会造成腰椎间盘突出症。

4. 不良生活习惯　现在年轻人的工作压力比较大，工作时久站、久坐、伏案工作，回家后喜欢躺在柔软的沙发或者床上看电视，长此以往，人体力线改变，造成腰肌劳损、腰椎退行性变，因此容易患腰椎间盘突出症。

5. 妊娠　女性在妊娠期，随着胎儿重量增加，腰部承受的压力不断增加，容易产生腰肌劳损；同时随着妊娠期激素水平的变化，脊柱韧带处于松弛状态，容易导致腰椎间盘突出症。

健康加油站

年轻人预防腰椎间盘突出症的方法

1. 在运动过程中要注意正确的姿势和体位，注重腰腹核心肌群的功能训练，注重肌肉的拉伸与放松；避免高强度和超关节活动范围的运动。

2. 控制自身体重，标准的体重有利于身体健康。男性标准体重（千克）＝身高（厘米）－105，女性标准体重（千克）＝身高（厘米）－110。

（刘立宏）

关键词

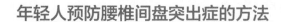

腰椎　椎间盘　腰痛

9. 患**腰椎间盘突出症**，会出现什么**症状**

腰椎间盘突出症是由于两椎体间的椎间盘结构异常或受损，髓核突出，刺激或压迫相邻脊神经根导致的腰痛和腿痛。当因久坐、久站、过度劳累或用力、腰部扭伤、意外事故而出现腰痛、下肢放射痛、下肢麻木无力等症状时，多半是由腰椎间盘突出症引起的。腰椎间盘突出症有哪些具体症状？

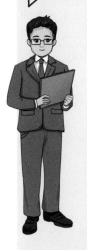

腰椎间盘突出症的具体症状

1. 腰痛 大多数患者会感受到的症状就是腰痛，这种疼痛可能会反复出现，休息后可能会减轻，咳嗽、打喷嚏或排便时可能会加剧。

2. 下肢放射痛 这种疼痛通常会从臀部开始，逐渐放射到大腿后侧、小腿外侧，甚至到足背外侧、足跟或足底，疼痛较重者表现为跛行步态。如果突出发生在中央位置，可能会对马尾神经产生影响，导致会阴部疼痛或麻木，严重者会引起大小便功能障碍。

3. 下肢麻木或无力 股外侧、小腿外侧、外踝、足底为常见受累部位，呈麻木表现，可伴随肌肉萎缩和肌力下降，引起足下垂。

4. 腰部活动障碍 腰部活动在各维度均可能受影响，尤其是伸腰或弯腰时受限。

5. 脊柱侧凸 腰椎向左侧或右侧异常弯曲。

6. 腰椎生理曲度变平或消失 正常的腰椎生理曲度向前，患者腰椎的生理曲度变平或者向后凸、反弓。

7. 直腿抬高试验阳性 患者躺在床上做伸膝抬腿。正常情况下能够到 70° 以上，如果只有 20°~30°，说明腰椎间盘突出压迫了神经，这时让患者做勾脚尖的动作，如果患者疼痛或麻木加重，说明是腰椎间盘突出压迫了神经根。

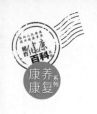

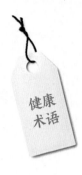

直腿抬高试验：是一项重要的坐骨神经牵拉试验，也是诊断椎间盘突出症较有价值的试验。检查时，患者仰卧位，膝关节伸直，踝关节放松，医生握住患者的踝关节上部，逐渐抬起下肢，达到一定角度若出现腰部或下肢疼痛，即为阳性。直腿抬高试验也可作为腰椎间盘手术后早期防止神经再粘连的训练方法。

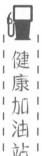

健康加油站

腰椎间盘突出症急性期

通常指腰椎间盘突出症发作以后的 1~2 周，突出物压迫神经，导致神经水肿和局部炎症反应，进而引发腰部及下肢疼痛、麻木、无力等症状。急性期一定要注意卧床休息，尽量采取仰卧位或侧卧位；如果腰部疼痛剧烈，可以通过轻柔的推拿手法和理疗等缓解腰腿疼痛；如果疼痛剧烈，可以在专业医生指导下口服非甾体抗炎药，配合缓解肌肉紧张药物及营养神经药物治疗。如果下床活动，要注意对腰椎进行支持，可以佩戴护腰保护腰椎。恢复后可以进行腰背肌肉的锻炼，加强腰部肌肉的力量，维持脊柱稳定性。

（刘立宏）

10. 为什么不是所有的**腿痛**都是**坐骨神经痛**

在生活中，腿痛是一个常见的症状。我们也常常会听到坐骨神经痛这个词，有人认为腿痛都是由坐骨神经引起的，然而，并非所有的腿痛都是坐骨神经痛。腿痛可以是短暂的症状，也可以是长期的健康问题。腿痛的程度各异，可能是隐痛、钝痛、剧痛等。腿痛的部位或许也不同，可能发生在大腿、小腿、膝关节、踝关节等。具体有哪些原因会引起腿痛呢？

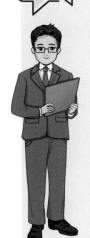

腿痛的原因有哪些

1. **肌肉劳损、创伤**　长时间运动或过度使用腿部肌肉可能导致肌肉劳损，从而引发疼痛。外伤可能导致骨折或关节脱位，从而引起腿部疼痛。

2. **骨关节疾病**　退行性关节炎，感染导致的软组织炎症、骨髓炎、化脓性关节炎、结核性关节炎，风湿性关节炎、类风湿关节炎，痛风，骨与软组织肿瘤均可导致肿胀和疼痛。

3. **神经系统疾病**　腿部神经性疼痛常有其特定的疼痛分布区域，如椎管狭窄、椎间盘突出压迫神经、周围神经病变、周围神经卡压等。坐骨神经痛属于这一类型，绝大多数是继发于坐骨神经局部及周围结构

的病变对坐骨神经的刺激、压迫与损害，疼痛主要限于坐骨神经分布区、大腿后部、小腿后外侧和外侧。神经炎症，如股外侧皮神经炎，疼痛、麻木的部位在大腿外侧。

4. 血管疾病　如动脉硬化闭塞症、脉管炎、静脉曲张、动脉栓塞等，会影响腿部血液循环，导致疼痛和不适。

5. 代谢及营养障碍　糖尿病患者的缺血性血管病变及周围神经病变，营养不良、电解质失衡等代谢问题，均可导致腿部疼痛和麻木。

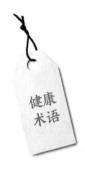

健康术语

骨关节炎（osteoarthritis，OA）： 是由多种因素引起的以关节软骨损害和关节边缘骨质增生为主要特征的一组异质性疾病，常伴有软骨下骨硬化、滑膜炎症以及关节周围软组织病变。主要表现为关节疼痛、僵硬、骨性膨大及活动受限。

静脉曲张： 指由于血液淤滞，长期血管压力大导致静脉管壁薄弱而引起的疾病，主要表现为静脉扩张、迂曲的局部病变。

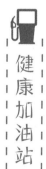

健康加油站

出现腿痛别大意，找准病因是第一

1. 观察疼痛的部位和时间　不同类型的腿痛，疼痛的部位和持续时间可能不同。坐骨神经痛一般为持续性，主要分布于大腿后部、小腿后外侧和足部，可伴有支配区域肌力下降及感觉障碍。

2. 了解疼痛的性质和加重因素　某些动作或姿势可能会加重疼痛，如弯曲膝盖、站立或走路等。了解这些加重因素有助于鉴别疼痛的原因。

3. 寻求专业意见　如果你对自己的腿痛感到困惑，最好咨询医生或专业的运动康复师，他们可以根据你的具体情况提供专业的建议和评估。

（刘立宏）

11. 坐骨神经痛一定是腰椎间盘突出症引起的吗

坐骨神经是人体最粗大的神经，起始于腰骶部的脊髓，途经骨盆，并从坐骨大孔穿出，抵达臀部，然后经梨状肌下孔出骨盆到臀部，穿梨状肌而出，在臀大肌深面下行，即坐骨神经在梨状肌的下面，如果梨状肌功能不全或者处于痉挛状态，就有可能压迫坐骨神经，产生坐骨神经痛。其他情况，如椎管狭窄和腰椎滑脱也可通过刺激坐骨神经引起坐骨神经痛。因此，坐骨神经痛不一定是由腰椎间盘突出症引起的。

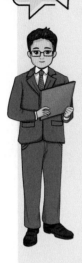

专家说 导致坐骨神经痛的原因

1. 腰椎间盘突出症或腰椎退行性变　腰椎退行性变主要包括椎体的骨质增生、腰椎滑脱、椎管狭窄等，压迫神经根，从而引起症状。

2. 坐骨神经炎　常伴随各种类型的感染性疾病，如呼吸道感染等。

3. 梨状肌综合征　坐骨神经从梨状肌下穿行而过，由于创伤导致梨状肌挛缩，或过度使用导致梨状肌痉挛等，可引发坐骨神经痛。

4. 创伤　创伤直接造成坐骨神经损伤，或坐骨神经周围软组织损伤，或血肿导致炎性刺激等。

5. 妊娠　坐骨神经痛也可能发生在妊娠期间，特别是妊娠后期，这是由于孕妇在坐位时，胎儿体重过大，加重了对坐骨神经的压迫，导致孕妇下肢麻木、疼痛。

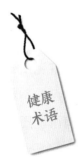
健康术语

坐骨神经痛： 因神经根受到压迫引起的一种沿坐骨神经通路传递，由腰部经臀部向下肢放射至小腿甚至足踝部的烧灼样、刀割样疼痛和麻木等临床综合征。

梨状肌综合征： 当梨状肌受损出现炎症、肿胀、充血，压迫坐骨神经出现的周围神经卡压性疾病。主要临床表现包括下肢痛、臀部条索状肿物、活动受限、臀部疼痛。

坐骨神经痛需与其他可引起臀部以下疼痛的疾病相鉴别，如腰肌劳损、髋关节炎、骶髂关节炎等。

1. 腰肌劳损 疼痛部位通常位于下腰部，有明确的压痛点，疼痛较为局限，没有明显的放射性，不伴有感觉异常及肌力减退等，影像学检查多为阴性。

2. 髋关节炎 可表现为臀部、大腿根部疼痛，活动后症状加重，休息后有一定的缓解。X线检查可见髋关节骨质增生或者骨质破坏，关节间隙狭窄。

3. 骶髂关节炎 由于各种因素导致骶髂关节单侧或双侧发生炎症反应，一般可分为原发性和继发性骶髂关节炎，可出现关节挛缩、功能紊乱、静息痛、负重时疼痛加重。X线显示骶髂关节退行性变，以增生及间隙变窄为主。

（刘立宏）

关键词

腰腿痛 老年人 腰椎椎管狭窄症

12. 患**腰椎椎管狭窄症**，会出现什么**症状**

很多老年人只要出现腰腿痛，就怀疑自己患上了腰椎间盘突出症。实际上，腰椎间盘突出症多见于中青年，而老年人的腰腿痛多考虑腰椎椎管狭窄症。很多人都比较了解腰椎间盘突出症，但是腰椎椎管狭窄症是怎么回事，有什么症状呢表（2-1）？

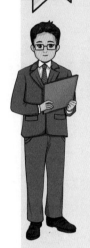

腰椎椎管狭窄症的具体症状

1. 腰部后伸受限及腰腿痛　疼痛一般较轻微，卧床休息疼痛则减轻或消失，弯腰时一般没有症状，后伸时症状明显。腰痛在下腰部、骶部，腿痛多为双侧，可左右交替出现，或一侧轻一侧重。疼痛性质为酸痛、刺痛和灼痛。

2. 间歇性跛行　该表现是腰椎管狭窄症的主要症状，患者常在步行一、二百米，甚至是十几米时出现一侧或双侧腰腿痛，弯腰休息一段时间或下蹲后症状减轻或消失，若继续行走，不久后疼痛又出现。骑自行车时腰椎一般处于前屈状态，疼痛减轻或不出现。

3. 马尾神经压迫症　出现马鞍区症状与体征以及括约肌症状，严重者可能导致大、小便失禁，性功能障碍，甚至造成下肢不完全性瘫痪。

4. 症状和体征不一致　一般症状重而体征轻。在本病的各期，均有许多症状，尤其当患者长距离步行或处于各种椎管内压力增加的被迫体位时，症状更多，甚至可出现典型的坐骨神经放射痛。但在就诊检查时多无阳性表现，直腿抬高试验常为阴性。

5. 有些患者会出现下肢肌肉萎缩、无力，鞍区麻木，肛门括约肌松弛，但直腿抬高试验无明显的放射痛。

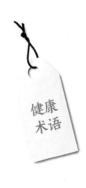

间歇性跛行：行走一段距离（远远小于正常状态）之后，下肢出现酸胀、麻木、疼痛、乏力，从而跛行，不得不停下休息。当坐下或者蹲下休息后，症状会逐渐缓解，又可步行一段时间，但行走一段距离后症状又出现，再次跛行，所以称之为"间歇性跛行"。

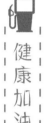

表 2-1　腰椎椎管狭窄症和腰椎间盘突出症的区别

	腰椎间盘突出症	腰椎椎管狭窄症
症状	腰腿痛	间歇性跛行
查体	查体明显,如直腿抬高试验阳性,肌肉力量减弱	很严重时,查体也不一定有异常
发病机制	椎间盘突出压迫神经根	骨质增生和黄韧带增生从四周压迫神经
病程	较短	常有多个节段狭窄,病程较长
缓解方式	改变姿势有时可减轻	弯腰或下蹲时会减轻
发病人群	多为中青年	多为中老年

（刘立宏）

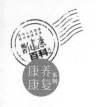

13. 什么是
退行性腰椎滑脱

关键词

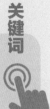

椎体滑脱 退行性 腰椎

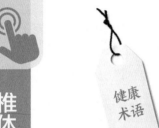

放射痛： 神经根或神经干受病变刺激时，除刺激部位外，尚可沿受累感觉神经扩散到其支配区域的疼痛。

椎体滑脱指某节脊柱滑出其下方椎体，引起脊柱不稳定。由于椎体移动可能压迫神经根，所以也是引起腰背痛的常见原因之一。虽然椎体滑脱可引起疼痛和其他不适，但也有人没有任何症状。椎体滑脱共分为六类，其中退行性椎体滑脱是常见类型之一，多见于老年人群，最常发生于腰椎，且伴有椎间盘突出和腰椎退行性变。退行性滑脱以轻度为主，X 线显示相对于上位椎体，滑脱的椎体向后而不是向前，这是最典型的退行性滑脱的特征，所以又称假性滑脱。

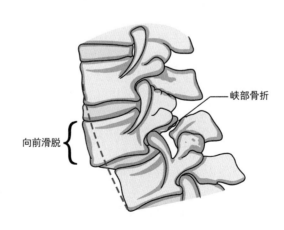

向前滑脱

峡部骨折

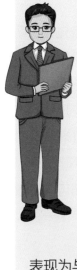

专家说

退行性腰椎滑脱是引起椎管狭窄的主要原因，通常与腰痛和腿痛有关。医生通常根据影像学检查并结合临床症状诊断。退行性腰椎滑脱患者表现为机械性疼痛，即脊柱受力（如从仰卧位到直立位）时疼痛加重，可能在日间疼痛逐渐加重，常见大腿后外侧放射痛。

退行性腰椎滑脱引起的疼痛可能放射至受压神经根支配区域。伴有狭窄退行性腰椎滑脱的患者的典型症状之一是下肢痛会从一侧转移到另一侧。单独的神经根病变较不常见，但当第五腰神经根在外侧隐窝处受压时，表现为单侧大腿后外侧、小腿外侧直至足背的根性疼痛。另一种常见的疼痛表现是神经源性跛行，表现为与行走或站立相关的下肢疼痛、麻痹或无力。患者还可能出现足部发冷、步态改变和意外跌倒等情况。

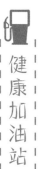

健康加油站

引起腰椎滑脱的常见因素如下

1. 不良体位和习惯　长时间保持同一体位。

2. 过度劳累　过度体力劳动或过度负荷也是引发腰椎滑脱的原因之一，会增加腰椎负担。

3. 年龄和椎间盘退行性变　随着年龄增长，椎间盘的水分和弹性逐渐减少。

4. 外伤　车祸、跌倒或其他外伤也可能导致腰椎滑脱。

（朱　毅）

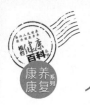

14. 哪些**人群**易患**腰椎滑脱**

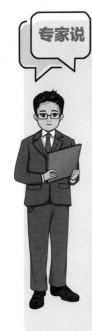

腰椎滑脱是一种常见的脊柱问题，影响患者的生活。首先，长期保持不良坐姿的办公族是易患腰椎滑脱的人群之一，久坐导致腰椎处于一种持续的压力状态，增加了椎间盘的负担。其次，缺乏锻炼的生活方式也是重要的因素，因为腰部肌肉力量不足使腰椎缺乏足够的支撑。老年人由于腰椎结构的自然老化，同样更容易出现腰椎滑脱。患有骨质疏松症的人由于骨密度减少，使骨折和腰椎滑脱的风险升高。最后，过度负重或曾经有腰椎损伤的人群，因为曾经的损伤可能导致椎间盘退行性变，使腰椎更容易滑脱。这些因素共同作用，使一些人更容易出现腰椎滑脱。

专家说

引起腰椎滑脱的因素众多，取决于各种解剖学因素，如椎间盘退行性变、关节突关节炎、韧带松弛、腰椎前凸过大、激素等。腰椎某节相对于下位椎体发生位置移动，移动的方向可向前方、后方或侧方，向前滑脱最常见，女性多发于男性，最常见于腰 4/5 节段。腰椎滑脱共分为六类，退行性、发育不良性和峡部裂性椎体滑脱为常见的三类，其他类型还包括创伤性、病理性和术后椎体滑脱。先天性椎体滑脱常见于青少年，男女比例为 2：1，而退行性腰椎滑脱常见于中老年，特别是绝经后女性，滑脱程度较轻。

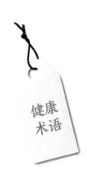
关节突关节：又称椎间关节，是由相邻椎骨的上、下关节构成的，属于滑膜关节，两椎骨之间有一定的活动范围，腰部关节突关节的病变可引起腰椎不稳、腰痛和腰部活动受限。

韧带：连接相邻两骨之间的致密纤维结缔组织束，由弹性纤维和胶原纤维组成，具有较好的强度和拉伸性，作用是加强关节的稳固性或限制关节的过度运动。

健康加油站

如何预防腰椎滑脱

1. 良好的坐姿和体态　保持正确的坐姿，对于久坐人群至关重要，使用符合人体力学原理的桌椅。

2. 适度合理运动　加强腰腹肌群的锻炼，提高腰部稳定性。

3. 注意体重管理　控制体重，减轻腰椎负担。过重的身体负荷会加速腰椎的退化过程，增加滑脱的风险。

4. 定期体检　定期检查腰椎，尤其是对有相关症状或风险因素的人群。通过 X 线、磁共振等检查，可以及早发现腰椎滑脱的迹象，采取相应的预防和治疗措施。

（朱　毅）

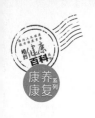

15. 什么是
第三腰椎横突综合征

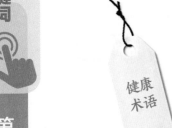

横突： 从椎体上椎弓根和椎弓板的结合处发出、呈额状位突向外侧的骨突起，是肌肉和韧带的附着点。

第三腰椎横突综合征是引起腰腿痛的疾病之一，临床并非少见，在解剖结构上，由于第三腰椎横突最长，而且是腰部受力的中心，因此在其附着的韧带、肌肉、筋膜等处容易受到损伤。而臀上皮神经走行于各横突的后面，可因局部肌肉痉挛或横突直接摩擦刺激，出现臀上皮神经痛。

患者可能存在急性损伤或长期习惯性姿势不良及长时间的超负荷劳动史。症状轻者表现为单侧或双侧腰部酸胀、疼痛、乏力，休息后缓解，劳累及受凉、潮湿环境中症状加重；症状重者呈持续性疼痛，可向臀部、大腿后侧和内侧放射，有时可放射至小腿，向前弯腰和向健侧屈时症状加重。第三腰椎横突处压痛明显，放射痛可至臀部及大腿后侧，一般不超过膝关节。有时患侧臀上皮神经也有压痛。有时可在患侧第三腰椎横突尖部触及痛性硬结或束，或表现为内收肌痉挛，引起髋关节外展受限。

专家说

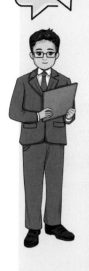

由于第三腰椎是脊柱旋转和前屈的中心，且有多组肌肉附着，腰腹收缩可引起第三腰椎横突尖端的机械应力增加，导致急性损伤和慢性劳损。长期的机械应力刺激最终导致第三腰椎横突综合征的形成。

第三腰椎横突有很多重要的肌群和筋膜附着，与周围肌肉、筋膜、韧带以及部分神经血管紧密相连，其周围的组织更容易受到损伤。当外力作用于横突时，容易导致腰部神经的外侧支损伤，引发腰部疼痛。由于第三腰椎横突最长，承受的应力最大，因此这里是损伤的高发点。炎性物质刺激也是导致腰痛的重要原因，随着时间的推移，横突周围组织会由出血、渗出逐渐发展为无菌性炎症，引起肌肉筋膜的粘连、增生，这会使局部神经血管受到卡压和炎症刺激，从而产生腰腿疼痛等临床症状。

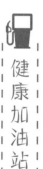

健康加油站

第三腰椎横突综合征的治疗措施包括短时相对休息、非甾体抗炎药、物理治疗和运动训练等。上述治疗无效的患者可考虑采用痛点局部注射、针灸或小针刀松解。具体治疗方案应由医师与患者共同制订。

（朱　毅）

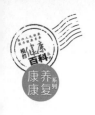

16. 骨质疏松症
会引起**腰痛**吗

　　骨质疏松症是一种以骨量低下、骨组织微结构损坏，导致骨脆性增加，易发生骨折为特征的全身性骨病。骨质疏松症可发生于任何年龄，但多见于绝经后女性和老年人。骨质疏松症分为原发性骨质疏松症、继发性骨质疏松症和罕见类型的骨质疏松症三类。骨质疏松症是引起腰痛的原因之一。

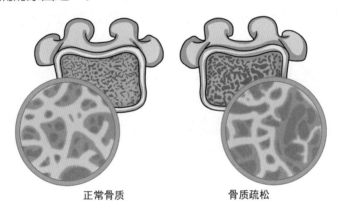

正常骨质　　　　　　　　骨质疏松

　　骨质疏松症不像其他健康问题会有明显症状，最常见的"症状"是突然骨折，尤其在小跌倒或通常不会伤害身体的小事故时。骨质疏松症常见风险因素包括：①服用大剂量类固醇药物超过3个月；②如炎症、内分泌激素相关疾病或吸收不良等；③有骨质疏松症家族史；④长期使用某些可能影响骨骼强度或激素水

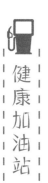

平的药物；⑤患有或曾经患有饮食失调症；⑥体重指数较低；⑦不经常运动；⑧大量饮酒和吸烟。

骨质疏松症临床表现

1. **疼痛** 可表现为腰背疼痛或全身骨痛，夜间或负重活动时加重，可伴有肌肉痉挛、活动受限等。

2. **脊柱变形** 严重的骨质疏松症患者因椎体压缩性骨折，可出现身高变矮或脊柱驼背畸形等，导致脊髓神经受压，或心肺功能及腹部脏器功能异常，出现便秘、腹痛、腹胀、食欲缺乏等不适。

3. **骨折** 可能在日常生活中或受到轻微外力时发生骨折，常发生于椎体（胸椎、腰椎）、髋部、前臂远端和肱骨近端等。

健康加油站

日常如何预防骨质疏松症

1. 生活方式调整

（1）规律运动：将力量训练与负重和平衡练习相结合，询问专业人士如何进行安全运动。

（2）戒烟、限酒、避免过量饮用咖啡及碳酸饮料。

（3）识别并解决与跌倒相关的可改变的风险因素，如应用镇静药物、低血压、步态或视物障碍等。

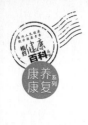

2. 骨健康基本补充剂　通常为钙剂和维生素 D，最好在专业人士的指导下使用。

3. 多进行日光浴　人体表皮的 7- 脱氢胆固醇经紫外线照射后，其分子中的 B 环断裂转化为维生素 D_3，人体皮肤中含有大量的 7- 脱氢胆固醇，因此只要充分接受日光照射，所形成的维生素 D_3 可完全满足人体生理需要。

注意不要隔着玻璃晒太阳，因紫外线的穿透性极弱，玻璃可阻隔紫外线，平时我们隔着玻璃晒太阳觉得温暖，是阳光中的红外线穿过玻璃的作用。

（朱　毅）

17. 强直性脊柱炎会引起腰痛吗

强直性脊柱炎是累及中轴骨骼的自身免疫性疾病，通常发生于人类白细胞抗原 B27 阳性的家族成员，周围关节、附着点和关节外器官（如皮肤、眼睛和肠道）经常受到影响。强直性脊柱炎通常发生在 45 岁以下人群，20~30 岁为高峰期。骶髂关节和脊柱的慢性炎症会导致背痛和僵硬，随着时间的推移，某些患者可能出现骶髂关节与脊柱融合（称为竹节样脊柱）等病理变化。强直性脊柱炎最常见的症状是疼痛、晨僵和活动受限。

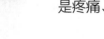

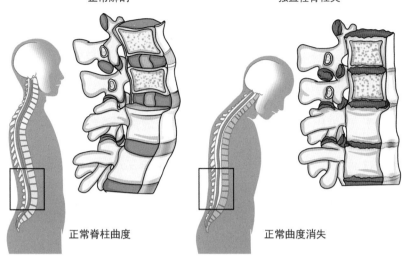

正常解剖   强直性脊柱炎

正常脊柱曲度   正常曲度消失

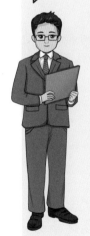

　　强直性脊柱炎主要影响部位包括：①脊柱下段和骨盆之间的关节；②腰椎；③脊柱的肌腱和韧带与骨附着点；④胸骨和肋骨之间的软骨，影响呼吸功能；⑤髋关节和肩关节。

　　强直性脊柱炎的症状通常会在几个月或几年内缓慢出现，并在长达数年的时间内反复出现、改善或恶化。常见症状包括以下方面。

　　1. 腰背部疼痛和僵硬　该病的主要症状通常在运动后减轻，不能通过休息缓解。早晨和夜间加重，髋周也会感到疼痛，可能出现晨僵。

　　2. 关节炎　除了背部和脊柱症状外，还可能引起其他关节活动时疼痛、压痛，并可能出现肿胀和局部温度升高。

3. **附着点炎症反应**　骨与肌腱或韧带连接的附着点出现疼痛性炎症。

4. **疲劳**　为强直性脊柱炎的常见症状。

5. **可能出现如虹膜炎、银屑病和炎症性肠病等。**

目前强直性脊柱炎的发病机制尚未完全明确，依据临床表现、影像学检查及实验室检测一般可明确诊断。可以通过治疗缓解强直性脊柱炎的症状，帮助延迟或防止脊柱连接融合和僵硬的过程。治疗通常将运动、物理治疗和药物联合应用。

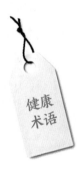

健康术语

晨僵：指晨起时，病变的关节在静止不动后出现较长时间僵硬，在适当活动后逐渐缓解的现象。

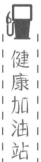

健康加油站

强直性脊柱炎的自我管理，
患者可以关注以下方面

1. **保持活力状态**　合理运动有助于缓解疾病导致的症状和促进积极情绪。

2. **健康饮食**　提高身体免疫力，防止感冒发热，因感冒发热可加重关节、韧带的炎性渗出，再次增加僵硬的程度。

3. **营养均衡**　维持免疫系统的平衡。

4. **压力管理**　多了解疾病相关知识及自我管理方法，能减轻患者的心理负担和焦虑。

5. **定期随访**　及时调整治疗方案，确保病情得到有效控制。

（朱　毅）

18. 哪些**症状**提示 **腰椎感染**

疼痛可能是出现腰椎感染时最先感受到的症状。腰椎感染可根据炎症影响的不同结构进行分类，可影响椎体、椎间盘间隙、椎管和邻近软组织。感染可能由细菌或真菌引起，也可能在手术后发生。大多数术后感染发生在术后3天到3个月之间。

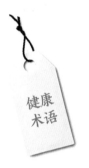
健康术语

脓肿：组织或器官内的局限性化脓性炎症。主要特征是组织发生溶解坏死，形成充满脓液的腔。

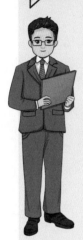

腰椎感染的症状因感染类型不同而异，疼痛最初集中在感染部位。术后感染的患者可能还会出现以下症状：伤口流脓、切口附近红肿或触痛、椎体骨髓炎、严重背痛、发热、发冷、体重减轻、肌肉痉挛、排尿疼痛或困难、神经功能障碍如手脚无力和／或麻木、大便和／或尿失禁。椎间盘间隙感染的患者最初可能没有明显症状，但最终会出现严重的背痛。

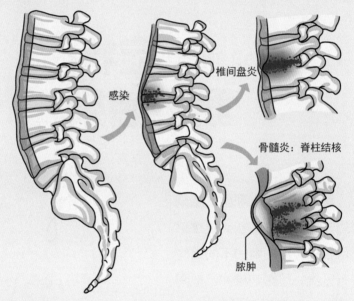

椎体骨髓炎是最常见的椎体感染形式。它可由直接开放性脊柱创伤、周围区域感染以及从血液中扩散到椎体的细菌引起。椎间盘间隙感染涉及相邻椎骨之间的间隙，最初可能没有症状。

存在椎管感染时，患者通常会经历以下临床阶段：严重背痛，伴有发热和脊柱局部触痛，从感染部位放射出神经根疼痛，自主肌肉无力，肠道／膀胱功能障碍，瘫痪。

邻近软组织感染的症状通常没有特异性。如果出现脊柱旁脓肿，患者可能会出现一侧腹壁疼痛、腹痛或跛行。如果出现腰肌脓肿，患者可能会感到疼痛向臀部或大腿部位放射。

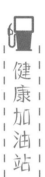

健康加油站

如果出现腰椎感染症状或疑似感染，需及时就医。早期诊断和治疗可以防止感染的进展，并可能限制治疗感染所需的干预程度。

延迟治疗可能导致感染出现进展，对腰椎及其周围的骨骼和软组织结构造成不可逆的损害。出现以下情况时应立即就医：新发的神经功能缺陷，如腿部无力、大便或尿失禁等，发热服药无效。

（朱　毅）

19. 怀疑**腰部肿瘤**应完善哪些**检查**

腰部肿瘤有时可能会被忽视，因为它们并不常见，而且其症状与其他常见疾病的症状相似。脊柱肿瘤类型众多，始于脊柱（包括骨

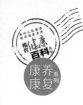

骼、神经和其他组织）的肿瘤被称为原发性肿瘤。大多数脊柱肿瘤是转移性的，这表明肿瘤从原发部位扩散到身体的不同部位，肺癌、乳腺癌和前列腺癌是脊柱转移性肿瘤的主要来源。

专家说

诊断腰部肿瘤通常需要进行详细的检查，以评估患者的症状。了解有关正在经历的任何背痛和／或神经系统症状的问题。为准确诊断，可能需要进行多项检查，具体检查方式有以下几种。

1. 影像学检查　腰部肿瘤最重要的诊断工具，可在医生判断下进行Ｘ线、CT和磁共振成像等检查。有时影像学检查能够明确诊断，但通常用于缩小鉴别诊断范围，提供肿瘤和周围结构受累程度和范围等重要信息。通常在进行如组织活检等有创伤的检查前进行。

2. 组织活检　从肿瘤中取出组织样本，帮助确定肿瘤的特性，了解其是否正在生长或扩散及其生长速度。当肿瘤为恶性时，活检还有助于确定癌症的类型，决定治疗方案。

3. 骨扫描　在骨扫描过程中，医务人员会从静脉注射极少量的放射性物质，使用成像技术检查骨骼。跟踪放射性物质的运动有助于检测脊柱中的异常区域。

4. 血液检查　检查血液中如钙和碱性磷酸酶等物质水平是否异常。当骨组织分解时，身体会向血液中释放这些物质。

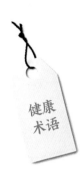

原发性肿瘤： 在起源组织所在脏器首先发生、并在局部生长的肿瘤。

影像学检查： 借助某种介质（如 X 线、电磁场、超声波等）与人体相互作用，将人体内部组织器官结构、密度以影像方式呈现出来的技术。供医生根据影像信息进行判断，从而对人体的健康状况进行评价。

健康加油站

任何人看到肿瘤的诊断时，可能都难以接受。可以考虑采取以下措施帮助患者应对。

1. 患者需要从各方面获得支持，在诊断后和接受治疗期间，依靠朋友和家人寻求身体和情感支持。

2. 尝试与亲属或医生分享自己的感受和担忧。

3. 考虑自我照护和调整生活方式，选择均衡饮食。

4. 咨询医生，如何通过运动相对轻松地活动身体。

5. 确保睡眠充足，充分休息身心。尽可能减轻生活中的压力，花时间进行喜欢的活动，如看书、听音乐或与亲人共度时光。

（朱　毅）

20. 为什么**核心肌群**对**腰椎**有保护作用

关键词

核心肌群 脊柱稳定性

"核心"一词是近年来康复中常提到的概念。核心肌群对腰椎有保护作用，是因为它提供了脊柱稳定性和支撑力。"核心"一词已从原有的腰腹肌群，拓展至人体躯干上像"带盖子的桶状"的三维空间，"桶身"为腹部肌群和后部的竖脊肌及臀部肌群，"桶盖"为横膈膜，"桶底"是盆底肌和髋部肌群。强有力的核心担负着稳定重心、传导力量等作用，是整体发力的主要环节，对上下肢的活动、发力起着承上启下的枢纽作用。正是因为其位置的特殊性，核心肌群成为几乎所有功能运动链的核心。如果核心肌群在运动过程中出现异常或错误的运动模式，就会影响人体运动功能的动作模式，破坏运动链的完整性，影响运动功能。

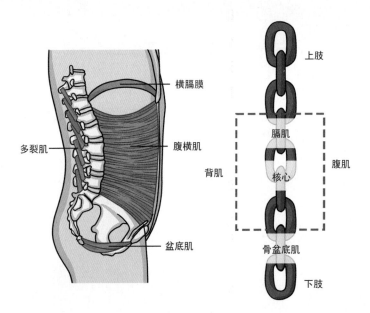

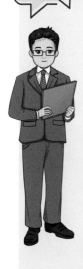

核心的力量和稳定性会影响身体运动。核心肌肉被分为局部肌肉（稳定系统）和整体肌肉（运动系统）。局部肌肉进一步分为主要稳定肌（腹横肌、多裂肌）和次要稳定肌（腹内斜肌、腹外斜肌的内侧纤维、腰方肌、横膈膜、盆底肌、髂肋肌和最长肌的腰部部分）。整体肌肉包括腹直肌、腹外斜肌的外侧纤维、腰大肌、竖脊肌和髂肋肌的胸腔部分。腰部稳定性主要由局部肌肉维持，而整体肌肉一般是多节段的，主要产生运动。

腰痛的第一病理机制是肌肉因素，首先稳定肌和运动肌构成了核心肌群，运动肌控制脊柱运动，稳定肌在脊柱旋转中起稳定和限制作用，其中最突出的是多裂肌和腹横肌，它们在腰椎各个节段起协调和平衡作用。所有腰痛患者均有不同程度的核心肌失衡，协调性和柔韧性的减弱使下背部的生物力学特性发生了一定程度的变化，这样就降低了腰椎的稳定性，限制了腰椎的长期活动，出现不同程度的肌肉萎缩，导致肌肉失衡，加重腰痛症状。

健康加油站

核心肌群训练的重点在于重获运动控制能力。针对局部／深层肌肉功能障碍者，在进行更全面的训练之前会首先进行特定运动控制训练。对整体／浅层肌肉功能障碍者，以及尝试整体／浅层肌肉力量的练习者／运动人员来说，清楚地了解可能受到此类锻炼正

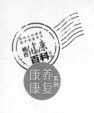

面或负面影响的任何病理解剖学问题都非常重要。理想情况下，所有练习都应在正确的腰部和骨盆姿势和对局部/深层肌肉控制下完成。训练中先控质，再求量。

（朱　毅）

腰椎疾病
康复治疗
怎么办

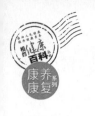

21. 腰椎疾病患者如何正确起床

关键词

腰痛 侧卧位 缓慢

正确的起床姿势对腰椎疾病患者至关重要，可以有效地防止病情加重、复发。仰卧位前倾起床是错误的，因为这种起床姿势会对腰椎间盘造成较大的压力，从而加重腰痛。因此腰椎疾病患者起床时应避免直接从仰卧位坐起，正确的姿势是从仰卧位先转为侧卧位，然后缓慢地用手肘支撑一侧肢体直至身体直立，整个过程不宜过快。这样的起床过程能减少腰椎的压力。

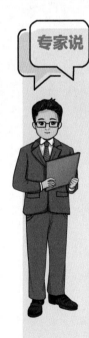

专家说

1. 正确的起床姿势大体分为以下步骤

（1）仰卧位转为侧卧位：大部分人睡觉醒来的最初姿势是仰卧位，然后转为侧卧位，同步转动头部、颈部、躯干、下肢，这个过程可减轻腰椎压力。

（2）双腿垂直床边：弯曲膝关节，将双腿放到床边，然后垂直放到床下。

（3）手臂支撑肢体：用转向侧对侧的手臂支撑在床边，将一侧身体支撑，在这个过程中腰部弯曲幅度不能过大，然后逐渐缓慢起身，直至坐直身体，以保持腰椎的稳定性。

2. 起床过程中的注意事项

（1）不可迅速旋转腰部：在起床的过程中，避免腰部扭曲，如迅速扭转腰部，否则易致腰部肌肉损伤、疼痛加剧，严重者甚至出现肌肉痉挛。

（2）缓慢起床：切忌起床过快，特别是对患有腰椎疾病的人，晨起会感到腰背部僵硬，起床过快可能使症状加剧。

（3）双脚着地：起床后，避免脚尖着地，造成腰椎不适，正确做法是双脚着地后再起身站立。

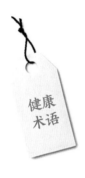

健康术语

侧卧位：指身体横躺在床上或其他平坦表面上，一侧的肩膀和臀部接触支撑面，另一侧面向空间。

仰卧位：指身体平卧在床上或其他平坦表面，头部置于正中，双臂置于身体两侧，双腿自然伸直，头、颈、背、臀、腿部与支撑面相接触，形成一个相对平直的水平面。

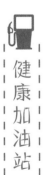

健康加油站

有腰椎疾病的患者醒后不应立即起床，应先放松、休息片刻，遵循以上起床的正确步骤及注意事项，对于减轻腰椎疾病患者疼痛、腰椎负担具有重大意义。起床先从侧卧位开始，之后用手肘支撑起一侧肢体，直至身体直立于床边，站立前先双脚着地，整个起床过程弯腰幅度不宜过大，有利于减轻腰椎间盘的挤压，且过程应缓慢，否则可能加重腰椎间盘负担，造成疼痛。

（王雪强）

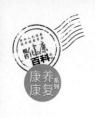

22. 腰椎疾病患者如何正确弯腰和抬重物

腰痛患者在日常转动腰椎时很多时候需要注意，如弯腰、咳嗽、抬重物等。应尽量减少弯腰的次数或不要大幅度弯腰，应缓慢弯腰，还要遵循弯腰的注意事项，蹲姿可以有效地保护腰椎间盘不易因外力而发生形变，抬重物时要将重物贴近身体。

不正确的搬重物姿势，会使腰椎同时承受上半身和重物的压力，加剧腰椎间盘突出、疼痛。搬运重物时的正确姿势为站立时重物紧贴身体，屈膝、屈髋，即保持腰部直立的状态蹲下，利用腿和臀部的力量起立并抬起重物，保护腰椎和周围肌肉，站直后，移动双腿转身，避免扭动腰部。

1. 弯腰应遵守以下注意事项

（1）微屈膝部：弯腰时应微屈膝部而不是直接弯曲腰部，这样有利于减小腰椎间盘压力、缓解疼痛。

（2）用手支撑：弯腰时可以用手支撑在膝部或大腿上，可有效减轻腰椎压力。

（3）缓慢弯腰：避免突然扭曲腰椎，容易造成腰椎滑脱、腰椎间盘损伤，正确做法是缓慢弯腰。

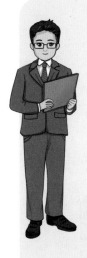

2. 搬重物应遵守以下注意事项

（1）下蹲：无论是弯腰还是搬重物，都应先屈髋屈膝，采用蹲姿，使重心下移，这样可以减轻腰椎间盘后方的负荷，不易加重腰椎疾患，下蹲过程中腰部尽量保持直立，不过度弯曲。

（2）使重物紧贴身体：搬重物的过程中应使重物紧贴身体，双腿分开与肩同宽，用腿部力量将物体慢慢搬起，减少腰椎的承重，节省力量，整个过程中尽量减少弯腰，保持身体直立。

（3）搬重物应注意姿势：搬重物的正确姿势应该是蹲下靠腿的支点搬重物。先是采用蹲姿，双脚与肩同宽，一只脚稍向前有助于稳定重心，腰部挺直，抬起重物时用腿或臀发力，整个过程应缓慢进行，尽量屈髋屈膝而不用弯腰或扭曲腰部进行姿势调整。

（4）分步骤抬重物：搬重物可先抬升到膝部，然后再将重物抬起。也可适当休息或分批次搬重物，以减少对腰椎的持续性压力。

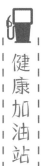
健康加油站

腰椎疾病患者通常腰部是在生活中的小细节中受到损伤，如久坐及姿势不对、弯腰、搬重物等。应尽量减少弯腰时间，因为长期弯腰会造成腰部周围肌肉紧张、增加腰椎间盘后方的压力，容易造成腰椎间盘膨出或突出。搬重物时要使支点尽量在腰部以下，减少腰椎的负荷，减轻腰椎疼痛。

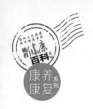

坐姿　椎间盘　腰椎前凸

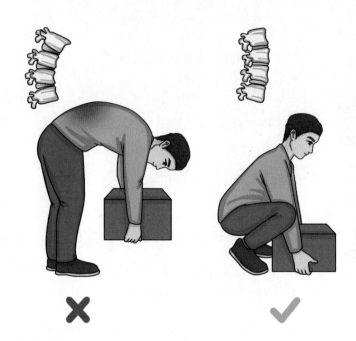

✗　　✓

（王雪强）

23. **腰椎疾病患者**应该采取什么样的**坐姿**

　　有腰椎疾病如腰椎间盘突出症的患者不能久坐是日常活动中最突出的问题，因此采取正确的坐姿至关重要。如今人们一天中大部分时间都处于坐姿，正确的坐姿有利于减少腰椎疼痛、减轻腰椎间盘压力。

　　腰椎的生理曲度是向前凸的，无论在站立还是在坐姿状态下，这种生理曲度都有助于提高身体承受力，腰椎间盘压力的分布有助于促进正确的坐姿。正确的坐姿应该是腰椎前凸直立坐姿，这样有助于减少椎间盘压力，减轻患者疼痛。

1. 正确的腰椎前凸、直立坐姿等有助于减轻腰椎疾病患者疼痛

（1）腰椎前凸：在坐姿下，随着腰椎尽可能地前凸，椎间盘内压力会随之减小，疼痛也会减轻。

（2）直立坐姿：直立坐姿利于力的传导，减轻腰椎压力，腰椎的负荷也会减少。

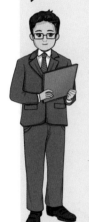

（3）膝盖与臀部平行：坐在椅子上，膝盖应与臀部位于同一水平面，双脚平放于地面，有助于维持腰部向前凸的曲线。

（4）选择合适的坐姿：避免坐在地板上或者瘫坐在椅子上，不当的坐姿会无法激活稳定脊柱的肌肉，从而使椎间盘的负荷增大，加重不适感。

2. 遵循一些注意事项有助于减轻腰部不适感

（1）避免久坐：间隔适当的时间站立，以减轻椎间盘内压力，一般久坐 1 小时站立活动 5 分钟。

（2）选择适当的支撑：在座位下有支撑时，如有椅背或扶手时，腰椎承受的负荷相对较小，有助于减轻脊柱、腰椎的负荷。

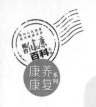

（3）避免交叉腿：长时间交叉腿容易加大腰椎的压力，造成腰椎的错位或不齐，正确的做法是保持双腿平行。

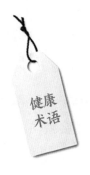

久坐：清醒状态下，任何长时间靠着或坐着的低能量消耗行为，时间长达30分钟以上。长时间久坐容易增加心血管疾病风险、肥胖风险、骨质疏松症以及抑郁和焦虑等患病风险。尽量在日常生活中每隔一段时间就站起活动一下，进行简单的伸展运动或散步，保持身体活动。

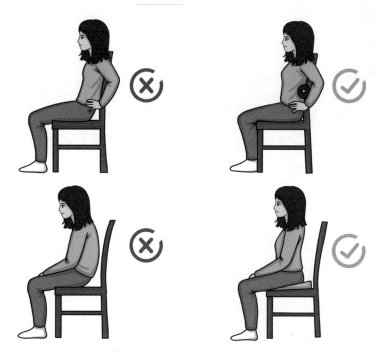

（王雪强）

24. 腰椎疾病患者应该如何选择床垫

一天中的睡眠时间大多是在床上度过的，床垫的选择对腰椎疾病患者尤为重要，过软的床垫可能无法保持腰椎的正常生理曲度，使脊柱向一侧弯曲，从而造成腰椎周围小肌肉群协同收缩来维持腰椎、脊柱的稳定，长此以往小肌肉群出现疲劳，加剧腰椎疾病。过硬的床垫会造成脊柱不良弯曲，也会造成腰椎疼痛。

最合适的是中等硬度的床垫，可减轻负重和体重对椎间盘的压力，不仅可以保持脊柱的正常生理曲度，还可缓解小肌肉群的疲劳。另外，性别不同贴合度也有所不同，女性多选择相对柔软、有弹性的床垫，男性可以选择中等硬度的床垫。

专家说

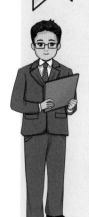

1. 床垫 3 : 1 比例原则　床垫硬度的选择标准应按 3 : 1 原则，如床垫厚 10 厘米，按压或承重后下陷 3 厘米即为合适。

2. 中等强度的床垫　床垫既不能选择让腰椎曲度变化较大的过软床垫，也不能选择让腰椎不能变形的过硬床垫。

3. 高贴合度　床垫要和肩、腰、臀高度贴合，贴合度的标准是仰卧位平躺在床垫上，生理曲度向前的颈部、腰部没有空隙。

关键词

中等硬度　贴合度　腰椎生理曲度

4. 适应个体曲线 床垫的选择应适应个人身体曲线，每个人的身体曲线有所不同，条件允许时定制个性化的床垫也是有必要的。

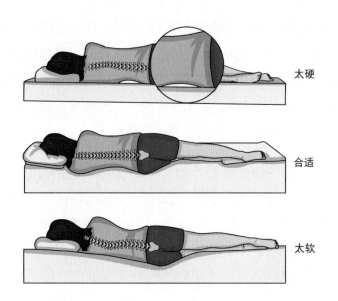

太硬

合适

太软

健康加油站

　　床垫厚度不要超过 10 厘米，牢记 3：1 原则，选择泡沫床垫和乳胶床垫，可以适应身体形状，有助于分散腰椎压力、解除腰部肌肉紧张，选择正确的床垫也能减轻患者的神经根水肿，保持腰椎周围韧带的原有平衡状态，有助于疾病恢复。

（王雪强）

25. 为什么**腰椎间盘突出症**要避免**久坐**、**弯腰**

腰椎间盘突出症是指椎间盘的外围纤维环部分发生破裂，导致椎间盘的内部物质（髓核）挤压或突出至椎管或神经根所在区域。而当人体处于坐姿或弯腰时，腰椎所承受的压力会大幅度提升。因此在久坐或弯腰后，会导致椎间盘突出的程度进一步加重，使病情进一步加重，所以腰椎间盘突出症的患者应尽量避免久坐与弯腰。

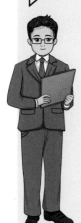

专家说

腰椎间盘突出症患者避免久坐的原因

1. **增加椎间盘压力**　久坐导致脊柱承受持续性的静态压力，这会增加椎间盘的压力。这可能会加剧腰椎间盘突出症患者椎间盘的损伤，增加突出的可能性。

2. **加剧神经压迫**　腰椎间盘突出可能导致神经根受到压迫，而久坐或弯腰可能进一步加剧这种神经压迫。神经根被压迫可能引起疼痛、麻木和刺痛感。

3. **减少血液流动**　久坐会导致血液流动减慢，这会影响椎间盘的营养供应和废物排出。椎间盘需要足够的血液流动保持其健康和功能。

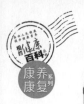

关键词

腰椎

减重

压力

1. 久坐碎片化　如果久坐不可避免，那么将久坐碎片化是最好的办法。给自己设置闹钟，每 1 小时或 1.5 小时提醒自己 1 次，当闹钟响起时，起身上厕所或是为自己倒一杯水。花 5~10 分钟走动，缓解腰椎压力。

2. 下蹲取代弯腰　在生活中也要适当改变弯腰的习惯，当需要捡东西或是其他需要降低躯干的情况，可以采用下蹲的方式避免弯腰。若实在无法取代，在弯腰时可以用手扶住周边物体借力以减轻对腰椎的压力。

3. 对不良姿态说不　人们总是在休息时选择自己认为最舒服的动作，但就是这些动作对腰椎产生了巨大的伤害。如伏首桌前、瘫坐在沙发上、跷二郎腿、单肩背包等，这些习惯往往在无声无息中日积月累地伤害着腰椎，最终导致病变。因此应当养成"坐有坐相，站有站相"的良好习惯，才是对腰椎最大的保护。

（王雪强）

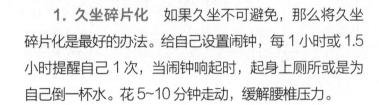

26. 为什么医生会建议
腰椎疾病患者减重

体重与腰椎健康之间存在极为密切的关系，诸如向心性肥胖，大量的脂肪堆积在腰腹，这极大地增加了腰椎的负担，增加患腰椎疾病的风险，如椎间盘突出或膨出。超重或肥胖还可能加速关节退化，如负担较大的腰椎关节。肥胖人群的新陈代谢较正常人群缓慢，这可能增加炎症反应，从而导致疼痛的出现。因此，医生通常会建议腰椎疾病患者减轻体重。

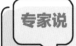

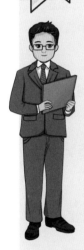

减重对腰椎疾病有多方面的益处，尤其是对于腰椎间盘突出症和椎间盘退行性变等问题。以下是减重对腰椎疾病的一些益处。

1. 减轻腰椎负担　减重可以直接减轻腰椎的负担，减轻椎间盘和关节的压力，这非常有助于减少腰痛和缓解腰椎疾病。

2. 改善脊柱姿势　超重或肥胖可能导致不良体态，不良体态往往会增加腰椎的压力。减重可以改善身体的平衡和姿势，有助于减轻腰椎的压力，预防腰椎问题。

3. 减少椎间盘压力　腰椎间盘是椎骨之间的软组织，负责缓冲和支撑。体重过重可能增加椎间盘的压力，导致椎间盘损伤。通过减轻体重，可以减少椎间盘的负荷。

4. 改善运动功能　体重减轻可以改善关节的灵活性和运动功能，降低运动对腰椎的冲击，减少损伤的风险。

综上所述，减轻体重会对腰椎疾病产生积极的影响。然而，腰椎疾病患者在进行减重计划时，应当听从专业医生或物理治疗师的意见，在相关人士的指导下进行，以确保合理、健康地减重，降低运动产生的风险。

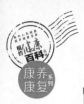

健康加油站

关键词

辅助　腰围　治疗

如何减重一直是困扰很多人的问题，以下是一些合理减重的注意事项。

1. 持续努力　减重并不能一蹴而就，要避免极端的控制饮食的计划，选择逐渐减重的方式，这样更有助于长期维持理想体重。

2. 适度运动　运动对于减重至关重要，选择适合自己的运动方式，每周进行至少 150 分钟的中等强度有氧运动。

3. 规律作息　不规律的作息时间可能影响新陈代谢和激素水平，因此尽量保持规律的睡眠和起床时间。

4. 避免高热量食物　减少糖分和不健康脂肪的摄入，选择更健康的食物，有助于控制体重。

（王雪强）

27. 腰围可以治疗腰椎疾病吗，需要佩戴多长时间

腰围无法直接治疗腰椎疾病，仅可为腰部提供支持，减轻腰椎周围的压力，并可缓解某些腰椎疾病的症状，但其不是治疗腰椎疾病的根本方法。腰围的佩戴时长应依据具体病情，遵从医嘱。如不佩戴腰

围可能导致前期的治疗效果无法巩固，过度依赖腰围则有可能导致腰背肌萎缩，加大腰椎负担。

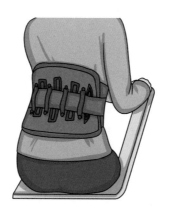

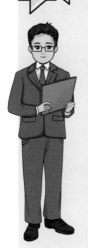

一般而言，腰围外部由皮革或帆布制成，内部填充钢片或竹片。由于腰围在腰部填充钢片或竹片，因此在佩戴时对腰椎活动，尤其是对弯腰会起到限制作用，使腰椎周围组织可以得到相对充分的休息，缓解肌肉痉挛，促进血运恢复，消散致痛物质，使神经根周围及关节突关节的炎症反应得以减轻或消除。因此，腰围虽然仅仅是一种辅助手段，但正确佩戴腰围仍对腰椎疾病患者有重要作用。佩戴腰围应当注意以下几点。

1. 腰围应根据实际病情使用 患者经手术或长期卧床治疗后，应严格遵照医嘱佩戴腰围。当病情减轻或症状消失后，应及时取下腰围，加强腰背肌锻炼，以自身腰背肌肉力量支撑和保护腰椎。如过分依赖腰围，则可能导致腰部肌肉萎缩，使肌肉逐渐失去对脊柱的支持作用，对腰椎产生不利影响。

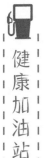
　　2. 腰围的规格应与患者体型相适应　一般上至下肋弓，下至髂嵴部。腰围不可过于前凸，也不可过于紧绷，保证腰椎正常的生理曲度即可，避免影响腹部器官的活动。

　　3. 腰围的种类　目前腰围的种类很多，有磁疗腰围、红外腰围、热疗腰围等，它们除原本的制动与保护功能外，还能辅以其他康复手段，患者也可根据自身实际情况选用。

健康加油站

　　腰椎疾病的不同时期，患者对于腰围的态度不同，如处于急性期或术后，需要积极佩戴腰围，缓解腰椎压力，减轻疼痛，并且巩固治疗效果；如处于慢性期，一般不推荐使用腰围，而是需要加强腰背肌锻炼，以自身腰背肌肉力量支撑和保护腰椎。

（王雪强）

28. 腰椎不好的患者
可以做**扭腰**动作和锻炼吗

　　对于腰椎不健康的人群，适度锻炼对腰椎是有益的，但必须谨慎选择运动方式，避免加重症状或损害腰椎。对于扭腰的动作，需要格外小心。扭腰动作可能对腰椎产生额外的压力，因此在进行此类动作时应该避免过度扭转或用力。尤其是过快、过猛地扭腰可能发生腰肌扭伤。因此在进行任何锻炼之前，建议先咨询专业医生或物理治疗师。

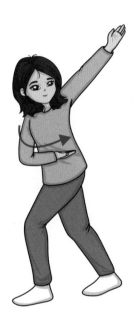

通过锻炼腰部肌群来减轻腰椎压力是成本最低的康复手段，因此腰椎不健康的患者是可以进行锻炼的，但是需要选择正确的运动方式，因为错误的动作不但起不到减轻腰椎压力的作用，甚至还会加重患者的症状，扭腰就是非常典型的错误的锻炼方式，它非常容易损伤腰椎。患者如果需要锻炼，可以尝试进行核心稳定性训练、伸展性训练或是有氧运动。

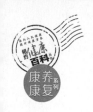

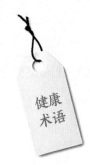
健康术语

关键词

急性腰痛　卧床休息　适度活动

1. 核心稳定性训练　核心稳定是一种以稳定人体核心部位、控制重心运动、传递上下肢力量为主要目的的能力。平板支撑、腹肌收缩等都是较为常见的核心锻炼，其可以强化腹部和腰部肌肉，为脊柱提供额外的支持，减轻腰椎负担。

2. 伸展性训练　这是一种被动的、非用力的锻炼形式，可使身体处于关节运动可能达到的极限体位，可有效缓解慢性紧张和僵硬。伸展性训练是一种身体保健运动，可以增强自身柔韧性，并且放松紧张的肌肉，对于腰椎疾病患者来说，是非常合适的运动方式。

（王雪强）

29. 为什么不建议急性腰痛患者严格卧床休息

　　过去一段时间，急性腰痛患者常被建议严格卧床休息，通过减轻腰椎负担促进康复，然而，这种传统做法并不是最佳选择。卧床休息虽然能够缓解疼痛，但过度休息可能导致肌肉无力和关节僵硬，加大康复难度。西医学更加强调根据患者的具体情况和症状，制订个性化的治疗计划，其中包括适度活动和康复治疗，从而促进康复、减轻疼痛和维持身体功能。

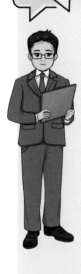

以前一些医生可能会建议急性腰痛患者严格卧床休息，认为休息可以减轻腰椎负担，促进康复。然而，随着对腰痛机制的深入研究，医学界对腰痛的管理理念逐渐发生变化。目前的趋势更加强调在急性腰痛阶段继续进行适度的活动和运动，以下是一些原因。

1. 维持肌肉功能　长时间卧床休息可能导致肌肉萎缩，适度活动可以保持肌肉的强度和功能，预防肌肉萎缩。

2. 维持关节灵活度　长时间保持同一姿势，容易导致关节僵硬。适度活动可以帮助患者维持关节的灵活度，促进关节润滑液的分泌，避免关节僵硬的发生。

3. 预防并发症　长时间卧床休息可能增加静脉血栓形成、骨密度下降、肺部感染等并发症的风险。适度活动可以促进血液循环，降低血栓形成的风险。

4. 心理健康　长期卧床可能导致患者的情绪和心理健康问题，如焦虑和抑郁。适度活动可以释放身体内的内啡肽等神经递质，有助于舒缓情绪和提升康复的积极性。

但这不代表每位急性腰痛患者都适合立即进行剧烈运动。治疗应该根据个体情况进行个体化评估和制

订方案，包括疼痛的程度、病因、患者的整体健康状况等因素。在一些情况下，短期相对卧床休息有助于缓解急性期的症状，但这不应作为长期的治疗方案。

总体而言，最好的方法是根据医疗专业人员的建议，制订适合个体状况的康复计划，包括适度运动、物理疗法和药物治疗。

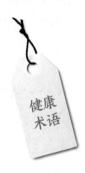

内啡肽：当人感到疼痛或不舒服时，身体会产生内啡肽，它像身体里的天然止痛药。通过与大脑中的一些特殊受体结合，帮助减轻疼痛感，同时也能带来愉悦感。运动、笑、放松和社交互动都可以促进内啡肽的释放，使身体感觉更好。

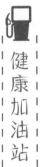

健康加油站

在日常生活中，大家可以通过调整坐姿、注意提物的方式，避免长时间保持同一个姿势，预防急性腰痛的发生。保持正确的体态和适度的运动对腰部健康非常重要。

（李　炎）

30. **急性腰扭伤**应该如何进行**康复**

在日常生活中，腰扭伤可能是由于不当动作或过度运动引起的，是生活中常见的突发状况，及时采取科学的康复措施，不仅可以减轻疼痛，还可以防止长期的功能障碍。经历腰扭伤后，首要任务是缓解疼痛、减轻炎症，并逐步进行康复治疗，以恢复腰部稳定和功能。

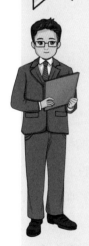

急性腰扭伤康复的关键在于综合治疗，包括以下几个方面。

1. 疼痛管理　急性腰扭伤后，疼痛是较明显的症状之一。在受伤初期，冰敷有助于减轻疼痛和肿胀，用毛巾裹住冰袋，每次敷 15~20 分钟，每隔 2~3 小时重复，避免过长时间冰敷，以免对皮肤造成伤害，冰敷通常在受伤后的前 48 小时内更有效。48 小时后，可以通过热敷帮助缓解肌肉紧张和促进血液循环。同时医生可能会建议使用止痛药物，以提高患者的舒适度，为后续的康复活动创造条件。

2. 适度运动　在缓解疼痛的基础上，适度活动是康复的关键步骤之一，在康复的初期阶段，适度活动有助于促进血液循环，减轻肌肉僵硬。但是要避免剧烈运动，以免造成进一步损伤。可以请专业的物理治疗师制订个性化的运动计划，确保安全有效。

急性腰扭伤　疼痛　功能锻炼

3. 功能锻炼 随着疼痛逐渐减轻，功能锻炼将成为康复的重要阶段。建议从轻柔的伸展运动开始，如仰卧抬腿、平躺时屈膝提臀等。逐渐增加运动的幅度和强度，过渡到强度适中的康复治疗。包括加强腹肌、腰背肌等核心肌群的力量，以提升腰部稳定性，减少再次扭伤的风险。适当的核心肌群锻炼包括平躺抬腿、桥式运动等。

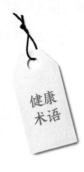

健康术语

功能锻炼：是一种以提高身体功能为目标的锻炼方式。它侧重于改善个人在日常生活中执行任务的能力，如行走、爬楼梯等。与单一追求肌肉力量或有氧耐力的锻炼方式不同，功能锻炼注重整体性、实用性，以帮助个人更好地适应和进行各种日常活动。

健康加油站

在日常生活中，预防急性腰扭伤的有效措施包括：①维持良好体态，确保脊柱处于自然曲线；②加强核心肌群，强健的核心肌群有助于维持脊柱的稳定性，减轻腰部的负担；③适度运动，维持身体的灵活性和肌肉的强度，减少腰部受伤的风险；④避免长时间保持同一姿势，定期站立、伸展身体，以减轻潜在的肌肉紧张；⑤保持健康体重，可以减轻对腰椎的压力；⑥避免剧烈活动，建议开始运动前，进行适度的热身运动。

（李 炎）

31. 为什么建议**腰椎疾病患者**做**腰背肌锻炼**

关键词

腰椎疾病 腰背肌锻炼 生活质量

腰椎疾病患者进行腰背肌锻炼有许多好处。首先，这种锻炼有助于增强腰背肌群的力量和耐力，改善脊柱的支持功能。其次，通过腰背肌锻炼，可以提高脊柱的稳定性，减轻腰椎压力，有助于减缓疾病的进程。最后，适度的腰背肌锻炼还能促进血液循环，消除炎症，减轻疼痛感，从而提高患者的生活质量。

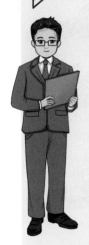

在日常生活中，经常有腰椎疾病患者因为缺乏适当的运动而导致腰部肌肉虚弱，腰椎支撑力不足，这会使患者更容易受伤，严重影响生活质量。腰背肌锻炼作为一种简单、有效的康复手段，能够帮助患者改善腰部的力量和稳定性，缓解疼痛症状。其好处主要体现在以下几个方面。

1. 缓解疼痛 腰椎疾病通常伴随腰痛、僵硬等不适症状，而腰背肌锻炼能够加强相关肌群，有效缓解腰部疼痛。强化肌肉可以改善脊柱的稳定性，减轻椎间盘的压力，从而减轻疼痛感。

2. 提高腰部稳定性 强化腰背肌群有助于提高腰椎区域的稳定性，减少异常的运动和压力。这样做有助于减轻腰椎负担、稳定脊柱结构，从而降低进一步

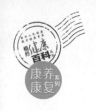

损伤的风险。

3. 改善脊柱支持功能　腰背肌的良好状态对脊柱的支持作用至关重要。通过腰背肌锻炼，不仅能够增强支撑力，还有助于维持正常的生理曲度，减轻腰椎的负担，改善脊柱的支持功能。

4. 提高生活质量　腰背肌锻炼有助于增加患者的运动能力和日常活动的舒适性，使其更容易参与正常生活活动。提高生活质量是腰椎疾病康复的一个重要目标。

在进行腰背肌锻炼时，患者应根据个人情况选择合适的运动方式和强度，最好在康复医生或治疗师的指导下进行。此外，锻炼过程中要避免过度劳累，循序渐进，确保动作正确，以达到最佳康复效果。

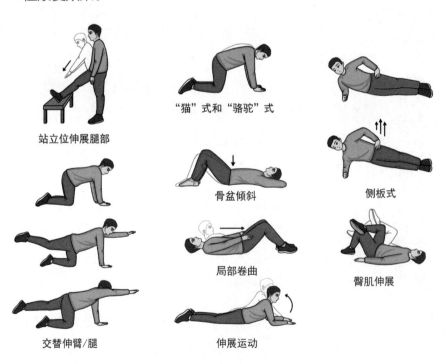

站立位伸展腿部　　"猫"式和"骆驼"式

骨盆倾斜　　侧板式

局部卷曲　　臀肌伸展

交替伸臂/腿　　伸展运动

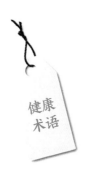

健康术语

冰敷：是一种常见的康复治疗方法，用于减轻疼痛、消肿和缓解炎症。它通过将冰块或冰袋放置在受伤或疼痛部位来降低组织温度，从而收缩血管、减少血液流量和组织代谢率，以减轻疼痛和炎症反应。

健康加油站

除锻炼腰背肌外，腰椎疾病患者在日常生活中还可以采取其他措施以维持腰部健康。维持合适的体重，避免长时间保持同一姿势，定期体检等都是非常重要的方式。此外，合理饮食、戒烟限酒等良好的生活习惯也有助于预防腰椎疾病的发生。

（李 炎）

关键词

仰卧起坐 腰腹部力量 平板支撑

32. 为什么**不建议**用**仰卧起坐**的训练方式**加强腰腹部力量**

仰卧起坐是一种常见的腹肌训练方式，但并不建议作为加强腰腹部力量的首选方法。这是因为仰卧起坐存在一些潜在的问题，可能对腰椎和腹肌带来负面影响。

专家说 仰卧起坐可能对身体带来的风险如下

1. 肌肉力量不均衡的风险 在日常生活中，很多人追求拥有六块腹肌，而仰卧起坐似乎成为首选的锻炼方式。然而，仰卧起坐虽然能够增强表层腹肌肌力，但却不能有效锻炼深层腹肌，如腹横肌等。这些深层腹肌对于维持腰椎的稳定性和支撑脊柱方面有重要作用。仰卧起坐过度强调锻炼腹直肌，容易导致肌肉力量不均衡，增加腰椎受伤的风险。

2. 椎间盘压力过大 在进行仰卧起坐时，很多人往往错误地使用颈部肌肉来完成动作，而非真正锻炼到了腹部。可能引起颈椎和腰椎的过度前屈，对椎间盘造成不必要的压力，增加椎间盘损伤的风险。此外，长时间进行重复性动作可能增加腰椎受伤的风险，尤其是对有腰椎问题或颈椎不适的人群，过度依赖仰卧起坐可能会带来更多的负面影响。

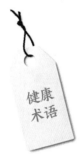

健康
术语

腹直肌：是腹部正中的肌肉，分为左右两块，通过腱膜连接。它主要负责躯干前屈、腹壁支撑和呼吸辅助。强健的腹直肌对姿势保持、腹部器官支撑和减轻腰背疼痛都很重要。适当地锻炼可保持其健康和功能。

腹横肌：位于腹直肌的深层，负责维持核心稳定性、协助呼吸和调节腹腔内压力。强壮的腹横肌对于保持良好的姿势、减轻腰背疼痛很重要。适当锻炼可以增强和稳定腹横肌，提高核心力量。

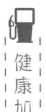

健康加油站

为全面提升腰腹部力量，建议采用多样化的训练方式，包括平板支撑、侧平板等动作，这些动作不仅能够有效激活腹横肌和腹直肌，还能提高腰椎的稳定性，减轻腰椎压力。此外，腰腹部的力量训练不应孤立地进行，要关注核心稳定性的训练，帮助加强深层腹肌肌力，提高腰椎的稳定性，从而降低腰椎损伤的风险。

正确的体态和生活习惯也至关重要。保持正确的坐姿、站姿，避免长时间保持同一姿势，对预防腰部问题有益。另外，合理控制体重，避免过度肥胖也能减轻腰部负担。

（李　炎）

关键词

燕飞　腰背部肌群　桥式运动

33. 为什么**不建议**使用**燕飞**的方式**训练腰背部肌群**

燕飞是一种模拟燕子飞行的姿势，要求练习者俯卧，双手向后，用力挺胸抬头，使头、胸离开床面，同时膝关节伸直，大腿与腰背一同离开床面。然而，这种方式并非适合所有人。在康复医学领域，不建议使用燕飞动作训练腰背部肌群，这主要是因为其潜在的健康风险。

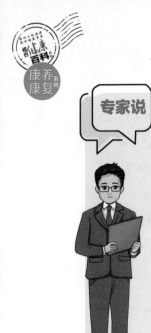

专家说

燕飞动作的潜在风险如下。

1. 增加腰椎间盘突出的风险 腰背部是人体的核心部位，也是承受压力最大的区域之一。燕飞动作容易导致腰椎过度伸展，从而增加腰椎间盘的压力。

2. 肌肉力量不均衡 此外，燕飞动作容易导致肌肉力量分布不均衡。部分肌群可能受到较大的压力，而其他肌肉则相对参与较少，从而导致肌肉力量失衡。这种力量失衡可能引发运动损伤，影响腰背部的稳定性和功能。

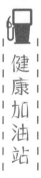

健康加油站

为了避免燕飞动作导致的健康风险，建议选择更稳定和控制度更高的腰背部训练方法，如跪姿超人、桥式运动等，既能提高核心肌群的稳定性，减少对腰椎的过度压迫，也利于腰背部肌群的健康发展。

除了避免使用燕飞动作外，日常生活中，我们要注意保持良好的坐姿和站姿，避免长时间保持同一姿势，减少对腰椎的不良压力。此外，定期进行腰背部肌群的拉伸和放松训练，也有助于缓解肌肉紧张，改善腰背部的灵活度。维护腰背部健康需要多角度、多方面的关注和努力。

需要注意的是，在进行任何腰背部肌群训练之前，应先进行全面的身体评估，尤其是对于存在腰椎问题或其他健康隐患的人群。建议寻求专业的康复医生或治疗师的指导，以确保选择合适的训练方式和适量的运动强度。专业的指导不仅可以提高训练效果，还能避免不正确的姿势对脊柱造成潜在的危害。

（李　炎）

34. 为什么医生推荐**腰椎疾病患者**进行**游泳**锻炼

在日常生活中，腰椎疾病可能导致患者对运动有抵触感。然而，游泳不会对腰椎关节增加压力，同时能够锻炼全身肌肉，提高核心稳定性，因此医生会建议将游泳作为康复手段。

专家说

之所以推荐游泳，是因为这项运动能够在保护腰椎的同时，全面促进患者康复。那么，游泳究竟有哪些特点，能够如此有效地助力腰椎疾病的康复呢？

1. 游泳的低冲击性质　水中漂浮的状态减少了身体的重力，减轻了腰椎的负担，有助于缓解疼痛。水中运动对关节和软组织的冲击力较小，因此是一种理想的低冲击性运动，有助于减轻腰椎间盘的压力，减缓疾病的进展。

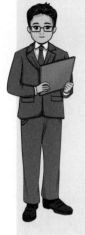

2. 全身运动提升核心肌肉力量 游泳涉及全身的肌肉，尤其是核心肌群可得到较为全面的锻炼。这包括腹肌、背肌等，它们对腰椎的稳定性至关重要。通过游泳锻炼，这些肌肉能够得到加强，从而提高腰椎的支持力，减少不适感。此外，水的阻力还能增加肌肉的负荷，促使患者更主动地参与运动，提高锻炼效果。

3. 可个性化调整，避免额外损伤 游泳的灵活性使患者能够根据自身状况进行个性化调整。这一点对于腰椎疾病患者尤为重要，因为不同的病情需要不同的锻炼强度和方式。医生建议患者在游泳时注意选择适合自己的姿势，避免过度运动，导致额外的腰椎损伤。

综上所述，游泳作为一种低冲击性、全身性、可个性化调整的运动方式，对于腰椎疾病患者具有显著的康复优势。患者在进行游泳锻炼时应当注意以上方面，以科学、安全的方式促进康复，提高生活质量。

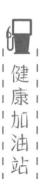

建议腰椎疾病初期康复阶段选择蛙泳等相对轻松的泳姿，然后逐渐过渡到自由泳等全身性负荷更大的泳姿。这种有序的康复过程，能够有效减缓腰椎疾病的进展，提高患者的生活质量。而且，由于水的浮力和阻力，游泳还有助于增强心肺功能，提高身体素质，对于全面康复至关重要。

（李　炎）

35. 为什么急性期后强调通过 **核心训练**来**预防** 腰椎疾病复发

在日常生活中，人们常因久坐、不良体态或过度运动而引发腰椎问题。腰椎疾病急性发作期后，患者常因疼痛和活动受限而避免运动，这容易导致核心肌群的减弱和失衡。核心训练通过有针对性的锻炼，可以恢复肌肉平衡，提高腰部的稳定性，从而有效地预防腰椎疾病的复发。此外，良好的核心稳定性还有助于改善身体姿势和提高运动技能，提高生活质量。

专家说

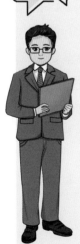

1. 核心训练的必要性 腰椎疾病的复发与核心肌群的功能减弱密切相关。核心肌群包括横腹肌、腹直肌、腰方肌等，它们的协同作用对于脊柱的稳定性和功能维护至关重要。急性期内，患者常因疼痛而减少活动，导致核心肌群的萎缩和无力，这为腰椎问题的再次发生埋下隐患。

2. 核心训练的原理 通过有针对性地训练动作，强化核心肌群，提高其稳定性和耐力。合理的核心训练可显著改善患者的脊柱姿态控制，减轻腰椎负担，降低疾病复发的风险。这些训练包括腹肌收缩、背部

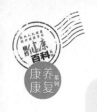

伸展、骨盆稳定等动作，有助于加强核心肌群，提高对腰椎的支持能力。

3. 个性化核心训练方案　专业康复治疗师在康复阶段将根据患者的具体情况制订个性化的核心训练计划。初期训练可能以轻度的核心活动为主，逐渐过渡到更复杂、更具挑战性的训练。在进行核心训练时，要确保动作的正确性，避免加重腰椎负担或引发其他问题。

4. 综合康复措施　除核心训练外，患者在日常生活中还应该注意维持合适的体重、保持正确的坐姿和站姿。这些措施与核心训练相辅相成，共同构建腰椎健康。同时，也应避免长时间保持同一姿势、久坐、久站等不良习惯，以降低腰椎受力的风险。

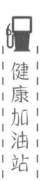

腰椎疾病急性发作期后，强调核心训练不仅仅是为了应对眼前的问题，更是为了保证未来的腰椎健康。通过系统、科学的康复措施，患者能够更好地预防腰椎疾病复发，提升生活质量。在此过程中，专业人员的指导和患者的积极配合都是取得成功的关键。

（李　炎）

36. 为什么**体育锻炼**有助于 **缓解腰椎压力**、 **增强腰部功能**

在现代社会中，我们习惯了长时间坐姿，这导致腰椎处于持续压力之下。运动缺乏会使腰部肌肉逐渐衰弱，增加腰椎的负担。通过体育锻炼增强腰部周围肌群的力量，改善腰椎的支撑结构，有助于减轻腰椎的负担，缓解压力。此外，运动还能促进血液循环，提高腰椎的供血情况，有助于维持椎间盘的健康。

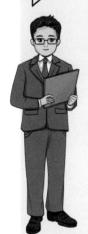

体育锻炼对缓解腰椎压力和增强腰部功能的益处，有以下多个生理机制协同作用。

1. 血液循环的改善 适度的有氧运动，如快走、游泳，可以增强心肺功能，促进全身血液循环，进而提高腰椎区域的血供。这一过程有助于提高腰部组织的氧气和营养供应，同时促使废物和代谢产物更有效地被清除。良好的血液循环有助于减轻椎间盘的压力，维持腰椎周围软组织的正常功能。

2. 肌肉力量的增强 体育锻炼特别是核心训练，能够强化腹部和腰背肌肉，这是保护脊柱的关键。强

健的核心肌群能够提供稳定的支撑，有效减轻腰椎的负荷。通过增强这些肌肉力量，能够更好地维持正常的脊柱生理曲线，减轻腰椎受力。

3. 柔韧性的提升 柔韧性锻炼，如瑜伽和拉伸，可以改善腰部软组织的柔韧性。这对于缓解肌肉紧张、增加关节活动范围以及减轻腰椎的僵硬感至关重要。柔韧性的提升有助于预防因肌肉紧张引起的腰部不适，并减轻腰椎的压力。

通过体育锻炼改善血液循环、增强肌肉力量和提升柔韧性，协同作用于腰椎周围结构，从而缓解腰椎压力、增强腰部功能。这一综合性的效果使体育锻炼成为维持腰椎健康的重要手段，对于缓解腰部不适、预防腰椎问题具有显著的积极作用。

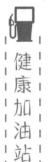

健康加油站

在日常生活中，可以通过一些简单而有效的方式促进腰部健康。如每隔一段时间就站起活动、避免久坐；在办公桌前进行简单的腰部伸展；选择适合自己的运动方式，保持定期锻炼的习惯。这些习惯的养成，都能在日积月累中为腰椎健康打下坚实的基础。

（李　炎）

37. 为什么**腰椎疾病患者**要进行**姿势矫正**

　　弯腰、弓背、低头、歪着身体、跷二郎腿等不良姿势有可能导致腰椎活动过度和负荷增加，会使腰椎长期处于非生理状态，从而引起腰部肌肉紧张、僵硬，破坏腰椎力线和稳定性，诱发或加重腰椎疾病。因此，姿势矫正对于腰椎疾病患者的康复极具必要性，可以减轻腰椎负担、保持腰椎稳定，预防腰椎疾病症状加重。当然，在姿势矫正前，需要专业人士的指导。

专家说

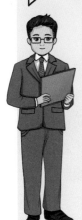

在腰椎疾病康复过程中，要保持正确的姿势

　　1. 坐姿　双足平放在地面上。双足、双膝分开，与肩同宽。双髋屈曲，躯干伸展。双肩放松呈水平位，头中立位。可以使用靠垫或者腰枕支撑腰部，保持腰椎的正常曲度。

　　2. 站姿　双足分开与肩同宽，膝盖微微弯曲，保持腰背挺直，肩膀放松下沉，头部保持正中位置，避免过度前倾或后仰。

　　3. 卧姿　使用合适的枕头支撑头部和颈部，选择适合的硬度和高度的床垫，保持腰部的自然生理曲度。可以使用腰枕或折叠的毛巾支撑腰部，减轻腰椎压力。

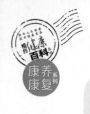

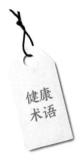

4. 运动姿势 进行一些适合腰椎疾病患者的运动，如腹肌收紧、背部伸展、腰部扭转等，有助于加强腰部肌肉的支撑力，改善姿势。

在保持正确姿势的基础上，我们还应注意避免长时间保持同一姿势，要定时活动。

（王璐怡）

38. 为什么**腰椎疾病患者**需要**锻炼腹肌**

健康术语

腹肌构成腹部的肌群，主要由腹直肌、腹横肌、腹内外斜肌共同组成，是腰背肌的拮抗肌，保持两者之间适当的平衡有助于腰椎的稳定性。同时，强有力的腹肌可以和腰背肌共同保护腰椎，对于腰椎具有支持作用。

拮抗肌： 关节运动时，作用方向与运动肌相反的骨骼肌。可以稳定运动肌腱跨过的关节，与运动肌共同完成姿势改变和协调的运动。

除肌肉力量的支持之外，腹腔内压力（腹内压）也可以为脊柱提

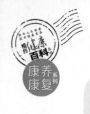

关键词

腰椎疾病 腹肌

供强大的支持。腹内压的调节主要由腹肌、膈肌和盆底肌维持，因此采用合理的方法锻炼这些肌群可以改善其对腹内压的调节能力，尤其在负重运动中，其能产生更高的腹内压，加强脊柱稳定性。因此锻炼腹肌，对腰椎疾病患者是非常有益的。

 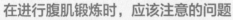

在进行腹肌锻炼时，应该注意的问题

1. 适度原则。锻炼的频率、时间及强度应在可以耐受的范围之内。

2. 功能锻炼期间，出现腰部异常疼痛和下肢麻木、无力或症状加重等情况时应停止锻炼，必要时到医院就诊。

3. 功能锻炼要尽早进行，并做到持之以恒。

4. 对于存在急性腰扭伤、腰椎间盘突出症、脊柱侧凸、严重骨质疏松症以及怀孕等情况，不建议进行腹肌训练。

5. 如果腰痛的原因不明确，建议先就医确诊，根据专业医师以及治疗师的建议进行相应的康复治疗。

（王璐怡）

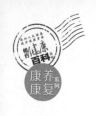

39. 为什么在**腰椎疾病的康复中**也要做**呼吸管理**

造成腰椎疾病的因素通常为外伤或劳损、高龄老化、发育异常、姿势不良、呼吸模式异常等。为什么呼吸模式异常会和腰椎疾病有关呢？不正确的呼吸方式会进一步加重参与呼吸运动的肌肉功能失衡，呼吸肌包含的一些肌群也是负责躯干稳定的核心肌群，所以不正确的呼吸方式会加重腰痛的程度。

因此呼吸训练可能是治疗慢性腰痛患者的潜在方式之一。腰椎疾病患者在康复治疗中进行呼吸管理是非常有必要的，可以更好地恢复腰椎功能、减轻疼痛等不适症状。

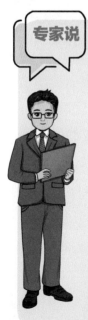

专家说

目前，呼吸管理主要包括核心力量训练、呼吸方式训练、放松训练，其中呼吸方式训练在临床应用较广泛的是腹式呼吸训练。

1. 核心力量的训练

（1）呼吸肌包含的一些肌群也是负责躯干稳定的核心肌群。膈肌是呼吸的"发动机"，与腹横肌、肋间肌、胸小肌、斜角肌等肌肉协同完成肺部的扩张与胸廓的运动。而呼吸肌里的膈肌、腹横肌等又是躯干稳定肌的核心，在支持躯干运动控制的稳定性方面起关键作用。

（2）腹肌、膈肌、盆底肌协同收缩形成稳定的腹内压，良好的腹内压能够有效维持脊柱正常的生理曲度，减轻脊柱系统的压力。

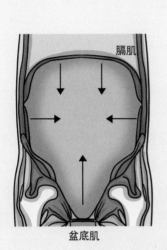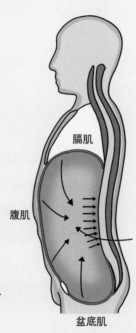

我们可以把"腹内压"看成是一个材质坚韧、充满气体的气球，把我们的腹腔支撑起来。

2. 呼吸模式训练　腹式呼吸训练会使膈肌活动范围变大，使腹腔内压变化增大，改善腹腔周围肌肉的血液循环，对腰背肌肉起放松的作用。另外，对于腰痛人群中脊柱姿势控制能力较差的患者，腹式呼吸能够训练腰背肌，激活脊柱本体感觉控制系统，减轻脊柱负荷，预防腰痛的产生和复发。

3. 放松训练　胸廓周围的肌群紧张会造成一些呼吸受限的问题，可以通过放松训练促进呼吸系统整体功能的提高，激发呼吸肌群进行有效运动，使所有参与运动和维持姿势的肌群达到协调与平衡。

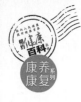

关键词

腰椎疾病 瑜伽

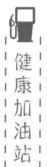

健康加油站

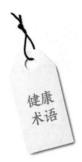

健康术语

腹式呼吸： 以膈肌舒缩运动为主的呼吸运动。膈肌收缩而膈下移时，腹腔内的器官因受压迫而使腹壁突出，膈肌舒张时，腹腔器官恢复原状。

胸式呼吸： 以肋间外肌舒缩活动为主的呼吸运动。用力吸气时肋间外肌收缩，肋骨和胸骨都向上提，肋骨下缘向外侧偏转，从而增大了胸腔的前后径和左右径。

呼吸运动是通过呼吸肌收缩、舒张引起胸廓扩大和缩小，完成气体的进入和排出的过程。正常男性和儿童的呼吸以膈肌运动为主，胸廓下部及上腹部的活动度较大，而形成腹式呼吸；女性的呼吸则以肋间肌的运动为主，故形成胸式呼吸。实际上，两种呼吸运动均不同程度同时存在。

（王璐怡）

40. **腰椎疾病**的患者适合做**瑜伽**吗

瑜伽是一种源于古印度的修身养性的锻炼方法，通过提升意识和身体的和谐统一，达到改善身体和心性的目的。瑜伽包括调身的体位法、调息的呼吸法、调心的冥想法等。目前已经被广泛应用于临床康复。

对于腰椎疾病患者而言，瑜伽的适宜性取决于疾病的类型和严重程度。可以在医生及专业人士的指导下开展适当的瑜伽练习，帮助恢复腰椎的正常生理曲度，增强腰椎的稳定性，缓解不适症状，预防腰椎疾病进一步发展。

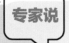

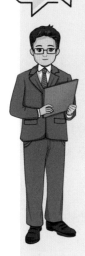

瑜伽是一种高度结构化的运动，强调多方面协调一致，因此对腰椎疾病患者整体的身体功能方面包括平衡性、灵活性、肌肉力量、肌肉耐力和运动协调性均有明显的辅助治疗作用。瑜伽的种类和姿势也很多，如猫式伸展、山式、三角式等，比较适合腰椎疾病患者。

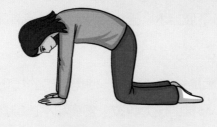

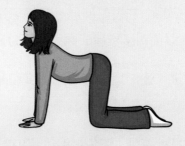

猫式伸展

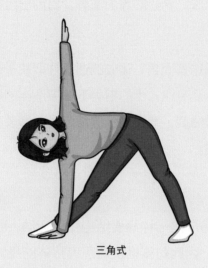

三角式

瑜伽训练时的注意事项

1. **寻求专业指导**　在进行瑜伽练习前和练习时，应寻求专业的瑜伽教练或医生的指导，以确保练习的安全性和有效性。有腰部异常疼痛、下肢麻木、无力或症状加重等情况时应及时到医院就诊。

2. **使用正确的技巧和姿势**　使用正确的技巧和姿势进行瑜伽练习可以减小腰椎的压力，减少疼痛和不适感。

3. **避免过度用力或过度伸展**　在练习过程中，避免过度用力或过度伸展，以免对腰椎造成更大的压力。

4. **循序渐进**　逐渐增加练习的强度和时间，避免对腰椎的过度负荷。

5. **注意休息和恢复**　避免过度疲劳和损伤。

6. 保持积极心态　在练习瑜伽时，应保持积极心态，享受运动带来的快乐和放松。同时，也要关注自己的身体状况，及时调整运动方式和强度。

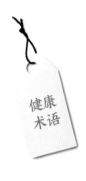
健康术语

瑜伽：是一种利用身体运动、呼吸和冥想来改善健康状况的练习方法，以增加关节活动范围。瑜伽以伸展肌肉为主，在体内产生感觉的基础上进行缓慢撑拉。此外，瑜伽体式也能按摩身体内部器官，促进血液循环，使僵硬的肌肉放松，活动关节，保护和增强心肺功能，起到预防慢性病的作用。

（王璐怡）

41. 腰椎疾病的常用理疗方法有哪些

　　谈到理疗，很多人都认为"理疗就是烤电"。其实这是对理疗非常片面的认识。理疗是研究和应用天然或人工的物理因子作用于人体，并通过人体的生理调节机制达到治疗、康复和预防的方法。理疗的种类很多，目前，临床上可以应用电、光、声、磁、冷、热、水、力等物理因子对疾病进行预防和治疗。这些方法也可以帮助缓解腰部疾病的腰部疼痛、僵硬及腰椎活动受限等症状，改善腰部功能。

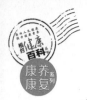

需要注意的是，这些物理因子疗法也需要听从医生的建议，而且在理疗的同时也要保持良好的姿势和进行适当的锻炼，以促进腰椎疾病的康复。

理疗是治疗腰椎疾病的常用方法，具有消炎、镇痛、兴奋神经肌肉、缓解痉挛、消散粘连等作用。腰椎疾病常用的理疗方法如下。

1. 电刺激疗法

（1）低频电疗法：可以治疗各种急慢性疼痛、周围神经损伤引起的肌肉萎缩、肌力下降等。如经皮神经电刺激疗法、神经肌肉电刺激疗法等。

（2）中频电疗法：具有镇痛、改善血液循环、兴奋神经肌肉、促进胃肠蠕动等作用。如干扰电疗法、调制中频电疗法等。

（3）高频电疗法：具有促进血液循环、镇痛解痉、抗炎的作用。如微波、超短波、短波等疗法。

2. 超声波疗法　应用超声波的机械效应、热效应、生化效应等，能够提高细胞的代谢率，增加胶原的黏弹性，具有调节组织修复，增强软组织伸展性、肌肉收缩性，增加血流量和缓解软组织炎症反应等作用。

3. 体外冲击波疗法　是在介质中传播的机械波，具有改善血液循环、刺激血管再生、镇痛、缓解痉挛、促进伤口愈合等作用，对慢性腰痛患者疼痛、腰部功能下降是一种有效的治疗手段。

4. 石蜡疗法　以石蜡为媒介，将热直接传导至人体，具有促进血液循环、增加毛细血管通透性、增加局部代谢率、镇痛、消肿等作用。

5. 红外线疗法　红外线照射的机制是温热效应，可直接作用于皮下的血管、神经等组织，有利于血管的扩张，血流速度的加快，加速新陈代谢，改善血液循环；同时，红外线照射能够增强细胞的吞噬功能，加速炎症的消散。

6. 磁疗法　将磁场的感应电势、磁力、磁化现象等作用于人体，具有镇痛、消炎、消肿、镇静等作用。又常分为脉冲磁场疗法、交变磁场疗法、脉动磁场疗法等。

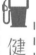

健康加油站

物理因子治疗原则

1. 要明确诊断，这是物理因子治疗的前提。

2. 针对患者的功能障碍，进行全面、系统的分析和评定后，根据患者的具体情况，选择合适的物理因子治疗方法。

在临床治疗中，物理因子治疗通常选择综合治疗的方式，这样有利于提高疗效、减少患者的痛苦。

（王璐怡）

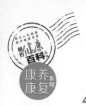

42. **急性腰痛**可以做**热疗**吗

关键词

急性腰痛
热疗

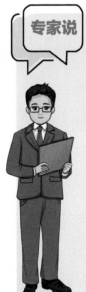

急性腰痛的病程一般在 30 天内，发病突然，疼痛剧烈，随活动加重，休息后可以缓解，常伴有明显腰部活动受限和功能障碍，经过积极的规范治疗多数患者可以痊愈。

热疗确实具有促进血液循环、增加局部代谢率、镇痛、消肿等作用，临床上也常被用于各种类型肌肉疼痛如扭伤、肌紧张、关节问题和肌肉痉挛等。但并不是所有的急性腰痛都适合做热疗，如果选择了不合适的热疗反而会使症状加重，所以要针对病情选择合适的治疗方法。一般在急性腰痛发生后的 48 小时进行热疗。

专家说

热疗设备简单、操作便捷、应用方便、疗效较好，适合在医疗机构和家庭中应用，热疗过程中的注意事项如下。

1. 在伤后早期，热疗会升高毛细血管血压，增加细胞通透性，这会导致受伤部位肿胀。所以在确定水肿原因之前，要慎重使用热疗。

2. 感觉障碍者、局部循环障碍者、恶性肿瘤患者、风湿性关节炎活动期、急性化脓性炎症、周围血管疾病等要谨慎使用甚至是禁忌使用。

3. 热疗虽然适应证广泛，但也需要在专业人士的指导下正确使用。

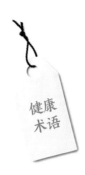

健康
术语

热疗法： 以热作为因子的治疗方法。包括蜡疗、红外线治疗、湿热治疗等。用于增加胶原结缔组织的延展性，改善局部血液循环和代谢，促进神经肌肉功能等。

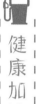

健康加油站

临床中常用的热疗法

1. 石蜡疗法 由于石蜡具有热容量大、导热性小的特点，在治疗时可对机体产生良好的温热作用。另外，蜡的可塑性和黏滞性使之能与皮肤紧密接触，且石蜡在逐渐冷却过程中体积可缩小，由此可对治疗部位产生机械压迫作用，加速局部肿胀的消除。

2. 红外线疗法 红外线照射的机制是温热效应，可直接作用于皮下的血管、神经等组织，利于血管扩张，血流速度加快，可加速新陈代谢、改善血液循环。同时，红外线照射能够增强细胞的吞噬功能，加速炎症的消除。

3. 温水涡流 水温一般在 37~45℃，可将受伤的部位浸入涡流浴槽中，根据受伤情况及受伤部位，选择浸入温度、时间等参数，以达到刺激血管扩张、减轻肌肉痉挛等作用。

（王璐怡）

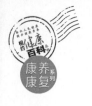

43. 哪些**理疗方法**可以用于**家庭治疗腰椎疾病**

现代人由于生活方式的改变，出现了越来越多的腰部问题。目前市面上出现了各种各样的家用理疗设备，这些设备种类繁多、功能各有不同，令人眼花缭乱，那么，这些理疗设备能否帮助患者改善腰部问题呢？

理疗是一种见效快、无痛无创、副作用少、疗效持久的康复治疗手段，临床使用非常广泛。家用的理疗方法可以有效地辅助治疗腰椎疾病，考虑到设备及治疗的安全性，以下几种治疗腰椎疾病的理疗方法可以在家使用：冷/热敷、磁疗、中低频电疗、光疗等。

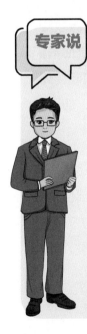

专家说

家庭的康复治疗不仅可以巩固治疗效果，还可以节约医疗成本，减轻患者家庭的经济负担。对于缓解腰椎疾病的疼痛和不适、改善功能障碍，是一种有效的辅助治疗手段。但需要注意以下方面。

1. 寻求专业人士指导 进行家用理疗前，最好先在医生或康复治疗师的指导下，了解适应证、正确使用方法和注意事项，合理利用，进行针对性的治疗，以确保安全和有效的治疗效果。

2. 谨慎选择治疗方案 理疗种类繁多，且大多适应证广泛，在选择和使用家用理疗仪器时，应根据个人情况谨慎选择正规厂家生产的合格产品，严格按照说明书操作，如有不适及时就医。

3. 治疗效果因人而异　理疗的具体效果还需要结合个人情况和病情严重程度而定。对于一些病程短、症状轻的腰椎疾病，理疗可能有很好的治疗效果，对于严重的腰椎疾病和严重的疼痛症状，建议及时就医并咨询医生的指导，根据病情和身体状况选择合适的治疗方式。

（王璐怡）

44. 为什么**腰椎疾病**可以选择**激光疗法**

腰椎疾病的主要临床表现为腰痛、坐骨神经痛、下肢麻木、下肢放射痛、间歇性跛行等。激光疗法具有促进代谢和组织修复、抗炎镇痛的作用，是一种无创、无痛的康复

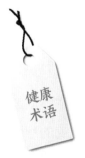

健康术语

激光疗法： 应用激光治疗疾病的方法，包括低能量激光疗法和高能量激光疗法，与药物治疗相比没有不良反应，具有非侵入、安全、无创等优点。

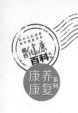

治疗手段，通过激光的生物调节过程缓解腰部软组织紧张、减轻肌肉痉挛、消除神经根的炎症水肿，从而减轻疼痛、改善功能障碍，促进腰椎疾病康复。

激光的治疗作用有消炎止痛、加速溃疡和伤口的愈合、加速骨折的愈合、促进血液循环、加速淋巴排毒、促进神经再生、增强机体免疫功能等。

目前，应用激光治疗疾病的方法包括低能量激光疗法和高能量激光疗法。

1. 低能量激光疗法　能深入皮下组织内，具有镇痛、消炎、生物调节等机制，可有效缓解肌肉骨骼疾病产生的疼痛、加快组织愈合等。

2. 高能量激光疗法　与低能量激光疗法相比，高能量激光疗法可以刺激深层组织，治疗更广泛的区域，对深层组织以及受损关节部位的治疗效果更加明显，同样具有抗炎、镇痛等作用，此外通过光热效应能增加细胞代谢、促进组织修复。

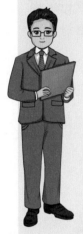

激光疗法并不适用于所有的腰椎疾病患者，要根据具体病情制订治疗计划。

1. 治疗方式因人而异　激光疗法对不同类型和严重程度的腰椎疾病的疗效可能存在差异，患者需根据病情和身体状况选择合适的治疗方式。

2. 制订个性化康复方案　在运用激光疗法治疗腰椎疾病前，要与医生充分沟通，了解治疗过程中可能的存在的风险以及治疗效果，根据医生的建议制订个性化的治疗方案。

3. 合理、科学地认识疾病　尽管激光疗法可以在一定程度上缓解腰椎疾病的疼痛和不适，但对于较严重的腰椎疾病仍建议就医并接受规范化诊断和专业治疗。

（王璐怡）

45. 冲击波可以治疗腰椎疾病吗

关键词

冲击波　腰椎　腰痛

　　腰椎疾病是现代人常见的健康问题之一，随着医疗技术的不断发展，体外放散式冲击波治疗作为一种非侵入性的物理疗法，逐渐在腰椎疾病的治疗中展现出独特的优势。体外放散式冲击波疗法治疗腰椎疾病，主要是通过冲击波的能量传递和机械效应发挥作用。冲击波能够深入局部组织，促进血液循环，减少炎性细胞浸润和炎性渗出，从而达到缓解疼痛、减轻酸胀、改善腰椎功能的效果。

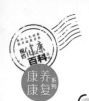

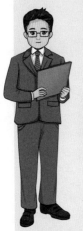

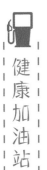

专家说

1. 冲击波可以治疗哪些腰椎疾病　冲击波可以用于治疗腰椎间盘突出症、腰椎小关节紊乱、第三腰椎横突综合征、腰肌筋膜炎等腰椎疾病，尤其是肌肉、肌筋膜疼痛明显的患者。

2. 冲击波治疗的禁忌证　不适合冲击波治疗的疾病包括出血性疾病、血栓形成、严重认知障碍、急性腰扭伤、脊柱恶性肿瘤、肌腱断裂等，以及安装有心脏起搏器和孕妇人群。

3. 冲击波治疗的注意事项　冲击波治疗过程中可能会出现治疗部位的酸胀疼痛，这是正常的表现，不必过分担忧和紧张。治疗结束后部分人群可能会出现局部皮肤红肿，可适当进行冰敷处理，若存在更严重的情况，如局部血肿形成、皮肤破溃或疼痛明显加重等，应立即停止治疗，并对损伤部位进行处理。另外，冲击波治疗全程都应在相对舒适的体位下进行。

冲击波治疗腰椎疾病的方案

1. 治疗前详细询问患者病史，进行体格检查，并结合必要的影像学检查，明确腰椎疾病的类型、程度和病变部位。这是确保冲击波治疗能够精准作用于病变部位的关键步骤。

2. 根据患者的具体情况制订个性化的治疗方案。治疗方案应包括治疗频率、强度、持续时间和治疗次数等参数，参数的选择应考虑患者的疼痛程度、年龄、身体状况等因素。一般选择低中能量等级，冲击次数以 2 000 次为宜，每隔 5~7 天治疗 1 次，3~5 次为 1 个疗程。

3. 治疗时应根据患者的耐受情况和治疗效果，适时调整冲击波的频率、能量和脉冲次数等参数。密切关注患者的反应，确保治疗过程的安全和舒适。完成一次治疗后，根据患者的恢复情况，安排后续的治疗次数和时间。

（岳寿伟）

46. 牵引治疗对腰椎疾病有效吗

腰椎牵引治疗是一种通过外力作用于腰椎的方法，其作用主要体现在减轻压力、分离椎间隙和关节面、牵伸腰椎及周围软组织、改变椎骨结构间角度或排列、降低椎间盘内压、缓解突出物对神经组织的压迫等方面。对于腰椎间盘突出症、腰椎关节紊乱等

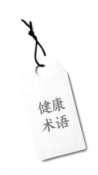

健康术语

髓核：椎间盘中央部分的柔软而富有弹性的胶状物质。起支撑与缓冲重力的作用。

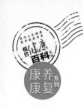

疾病，牵引治疗能够缓解相关症状，提高患者的生活质量。但牵引治疗并非对所有腰椎疾病患者都有效。对于一些严重的腰椎疾病，如重度腰椎间盘突出症、腰椎峡部裂引起的腰椎滑脱、腰椎肿瘤、腰椎结核、重度骨质疏松症等，牵引治疗可能会带来一定的风险，甚至加重病情。因此牵引治疗必须在医生的指导下进行操作，切不可自己盲目牵引。

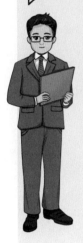

根据牵引的作用时间和力量，腰椎牵引分为快速牵引和慢速牵引。

1. 快速牵引　此种牵引方法牵引重量较大，为患者体重的 1.5~2 倍，作用时间短，0.5~1.0 秒，多在牵引的同时加用中医的正骨手法，该型牵引源于中医的人工拉压复位法，一般只做一次，对牵引距离、屈曲度数和旋转角度有严格要求，必须由专业医师进行操作，总有效率在 90% 左右。

2. 慢速牵引　慢速牵引的主要特点是作用时间长、施加的重量相对较小、作用缓慢，不良反应较少。慢速牵引的方式有多种，包括自体重量牵引、骨盆牵引、下肢皮牵引等。在慢速牵引过程中，患者通常仰卧于牵引床上，上胸部固定在牵引床上，牵引带固定在骨盆上进行牵拉，使腰椎受到牵伸。每次牵引时间一般在 30 分钟左右，需多次牵引，是临床治疗腰椎间盘突出症的常用方法。

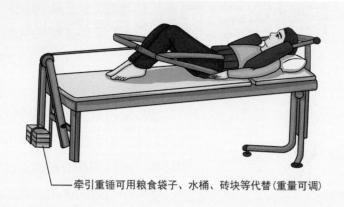

牵引重锤可用粮食袋子、水桶、砖块等代替（重量可调）

腰椎牵引可以缓解腰部肌肉紧张、痉挛，增加腰椎间隙，降低椎间盘内压，减轻神经根受压程度，并有松解神经根粘连、减轻炎症反应和神经根水肿等作用，是临床上治疗腰椎间盘突出症常用且有效的非手术治疗方法。但需要注意，腰椎牵引的机制并不是将突出到椎管内的髓核组织还纳。

另外，牵引方法和牵引参数在很大程度上决定着腰椎牵引的效果。临床上一般常用的方法为腰椎慢速牵引，牵引参数包括牵引重量、牵引时间等。慢速牵引的重量一般为体重的 30%~50%，第 3 腰椎以下腰椎间盘突出时重量约为体重的 50%，牵引时间以 20~40 分钟为宜，每日 1 次，10~15 次为一疗程。

（岳寿伟）

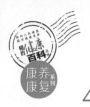

47. 腰椎牵引能居家进行吗

关键词

牵引 不良反应

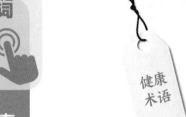

健康术语

牵引疗法： 应用外力对身体某一部位或关节施加牵拉力，使其发生一定的分离，周围软组织得到适当的牵伸，从而达到治疗目的的一种方法。

腰椎牵引是治疗腰腿疼痛常用的治疗方法，牵引的形式多种多样，牵引效果受多种因素的影响，包括患者进行腰椎牵引时的体位、骨盆牵引带与牵引床之间的角度、牵引的重量、牵引的时间和频率等。同时，并不是所有的腰椎疾病患者都适合进行牵引治疗，进行牵引治疗时也存在一定的风险，因此，不建议患者在无专业医师指导的情况下自行居家进行腰椎牵引，任何居家牵引均需经过专业医师的评估后才可进行。

专家说

1. 腰椎居家牵引方法 均为慢速牵引，一般需要多次牵引。有几种可以在家庭中应用的牵引方法，如上体固定在床上、骨盆牵引带捆绑于腰与骨盆间进行牵拉，重量为体重的 30%~50%；也可在牵引膝关节下垫枕头，膝与髋处于屈曲位，增加牵引效果。

2. 腰椎居家牵引适应证 居家牵引适用于治疗轻中度腰椎间盘突出症、腰椎小关节功能紊乱、强直性脊柱炎早期的腰部僵硬、腰椎退行性变引起的慢性腰痛患者。

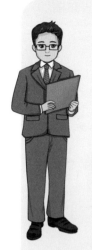

3. 腰椎居家牵引注意事项　只要严格掌握适应证，家庭中应用慢速牵引是相对安全的，但若应用不当，就有发生意外损伤的可能性，如严重的腰椎间盘突出症、腰椎滑脱、腰椎严重骨质疏松等；另外由于居家牵引的牵引时间较长，牵引带的束缚会使呼吸运动受到一定限制，所以老年人，特别是患有心肺疾病的人应谨慎应用，且牵引过程中要密切观察情况。

因此，患者在进行居家牵引前应前往专科门诊就诊，由专业医师决定治疗方案，包括是否适合进行腰椎牵引治疗、选择哪种牵引方式、所用牵引治疗是否适合居家进行等，切勿盲目进行牵引，以免加重病情。

健康加油站

常用较简单的居家腰椎牵引方法如下

1. 借助单杠　将上肢悬吊在单杠上，腰部放松，利用体重下垂做牵引，有助于腰椎间盘突出症的治疗，对于缓解腰痛症状有一定的效果，但手的力量有限，持续时间较短。

2. 借助牵引带　仰卧在床，用骨盆牵引的固定带，将带子固定在骨盆上，然后通过牵引骨盆使腰椎间隙逐渐拉开。将牵引带沿双下肢通过床的尾端下垂，在膝关节下垫一软垫，下肢抬高 15° 左右有助于牵引治疗，牵引时应注意避免损伤皮肤。也可以用双手牵

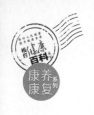

拉床头，利用上肢与下肢的对抗进行牵引，从而增加腰椎间隙，缓解肌肉痉挛，减轻腰部疼痛。

（岳寿伟）

关键词

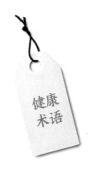

腰椎间盘突出症　注射

48. 哪些**腰椎疾病患者**可以选择**注射治疗**

硬膜外腔：脊髓硬脊膜与椎管内表面之间的腔隙，充满脂肪和椎内静脉。

注射治疗在腰椎疾病的治疗中具有一定的作用，但是否适合患者，需要医生根据患者的具体病情和身体状况进行评估和判断。对于亚急性或慢性腰痛伴有神经根受压症状或体征，经腰部磁共振检查或CT检查确诊存在腰椎间盘突出症的腰椎疾病患者以及椎旁软组织疼痛患者可以选择注射治疗，常用的注射方法包括骶管阻滞、选择性腰神经根阻滞、局部痛点封闭等。

专家说　**常用的腰椎疾病注射方法及适用人群**

　　1. 骶管阻滞　又称骶裂孔注射阻滞疗法，是硬膜外注射的一种治疗方法，该疗法将药液经骶裂孔注射至硬膜外腔，药液在椎管内上行至患部受压神经根处

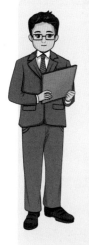

发挥治疗作用，对腰 4/腰 5 和腰 5/骶 1 节段的突出效果最好。所用的药物混合液包括维生素 B_{12}、利多卡因、地塞米松、生理盐水等。适用于腰椎间盘突出症、腰椎退行性变及腰椎椎管狭窄症患者，可以显著减轻局部炎症，缓解疼痛。

2. 选择性腰神经根阻滞　是指在 X 线、CT 或 B 超引导下对腰椎间盘突出症患者高度怀疑病变的神经根进行选择性穿刺、定位、阻滞的一种微创技术，可以显著减轻神经根肿胀，主要用于治疗腰椎间盘突出症、腰椎椎管狭窄症等引起的神经根疼痛。该疗法相对于骶管阻滞操作难度大、风险高，但是治疗定位更加精准，镇痛效果更加可靠。

3. 局部痛点注射　是指在压痛部位进行局部注射以缓解疼痛症状的治疗方法，常用的药物有醋酸泼尼松龙或醋酸可的松、利多卡因等，常用于治疗具有明确激痛点的腰痛，如腰背肌筋膜炎、第三腰椎横突综合征。

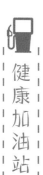

健康加油站

腰椎注射治疗为有创性操作，存在一定的风险。注射治疗可能会出现注射部位感染、出血、疼痛，麻药过敏，麻药过量使用或注入蛛网膜下腔内可能产生中枢神经系统中毒，严重者会出现呼吸、心跳停止，注射针头接触到神经会引起神经损害等。虽然存在上述风险，但在正规医疗机构内专业医师的规范操作下，风险整体是相对可控的。

（岳寿伟）

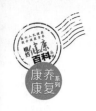

49. 患**腰背痛**，需要使用**解热镇痛药**吗

　　腰背痛是指以腰背部疼痛为代表的一组症候群或症状综合征，其表现为腰背部、臀部的疼痛，伴或不伴有腿痛。腰背痛病因复杂，可能是局部的骨骼、肌肉、椎间盘、软组织等受到激惹所致。在现在的医学模式中，腰背痛被视为一种生物心理社会综合征。根据引起腰背痛的原因分类如下：①特异性腰背痛，由肿痛、感染、骨折等具体的病理变化引起。②非特异性腰背痛，是临床常见腰背痛，约占腰背痛的70%，如腰肌劳损、腰背肌筋膜炎等腰背部慢性疼痛。③根性腰背痛，又称坐骨神经痛，由神经根或坐骨神经受压迫、刺激所致，多数由腰椎间盘突出、腰椎椎管狭窄引起。

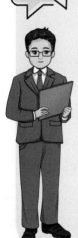

治疗腰背肌筋膜炎常用的药物有哪些

　　1. 非甾体抗炎药　非甾体抗炎药为治疗腰背肌筋膜炎的首选药物，可减轻局部炎症，缓解疼痛。常用的药物包括塞来昔布、双氯芬酸钠、布洛芬、洛索洛芬、依托考昔等，也可以外用非甾体抗炎药类镇痛消炎贴剂缓解疼痛。

　　2. 解痉药　腰背肌筋膜炎患者常常伴有局部肌肉紧张、疼痛，可选用肌肉松弛药以解除肌肉的紧张痉挛，常见药物有盐酸乙哌立松、氯唑沙宗等。

3. 镇静类药物 伴有精神紧张不安的患者，可加用地西泮或多塞平，夜间失眠的患者可使用阿普唑仑。

4. 抗抑郁药物 腰背肌痛患者可能因长期疼痛引起抑郁等情况，可使用三环类抗抑郁药物，如阿米替林。有焦虑伴随抑郁等情况，可使用盐酸氟西汀。

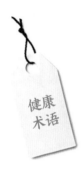
健康术语

腰背肌筋膜炎： 由于腰背部的肌肉和筋膜等受到反复多次的牵拉性刺激，形成无菌性炎症，局部肌肉和筋膜出现炎性渗出、水肿、纤维化，最终导致腰部反复出现疼痛，常常伴有肌肉僵硬、腰部沉重感。病程持续时间长，易反复发作。该病与风寒侵袭、疲劳、外伤或睡眠姿势不当有关，常在天气变化时，尤其是阴雨天、气温下降或夜间时疼痛加重，晨起时酸痛加重，稍微活动后可以缓解，劳累后又加重。

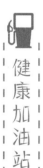
健康加油站

对于轻度至中度的腰背痛患者，消炎镇痛药物可以在一定程度上缓解疼痛和炎症。但是，对于重度患者或炎症较重的患者，单纯依赖消炎镇痛药物可能效果不佳，还需要结合其他治疗手段，如物理治疗、药物注射或手术治疗等。

消炎镇痛药也存在一定的副作用和风险。长期使用或过量使用可能会导致胃肠道不适、肝肾功能损害

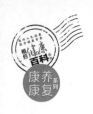

等不良反应。因此，在使用消炎镇痛药物时，应遵循医生的指导，严格按照药物说明书的用法、用量服用，避免自行增减剂量或改变用药方式。

（岳寿伟）

50. 补充**钙剂**和**维生素 D** 有助于**颈腰椎病的预防和康复**吗

　　颈腰椎病是一种以骨质增生、韧带肥厚、椎间盘突出等退行性病变为基础的常见骨关节疾病，包括颈 / 腰椎骨关节炎和颈 / 腰椎间盘突出症等，以中老年人多发。中老年人随着年龄的增加会出现骨密度降低、骨质疏松，骨密度与椎间盘的退行性病变程度呈负相关，也就是骨密度降低和颈腰椎疾病的发生有一定关系，因此，建议骨量减少、骨质疏松的患者适当补充钙剂和维生素 D，可以帮助减缓颈腰椎疾病的退行性病变，有助于颈腰椎疾病的预防和康复。

专家说

　　1. 人体需要补充多少钙　《中国居民膳食营养素参考摄入量》提出，建议中青年钙摄入量为 800 毫克 / 天，哺乳期、妊娠中晚期及 50 岁以上人群钙摄入量为

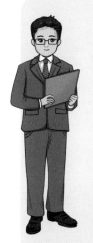

1 000~1 200 毫克 / 天，最高不超过 2 000 毫克 / 天（元素钙），从饮食中补充元素钙优于口服钙剂。因此，应尽可能从日常摄入的食物中补充足量的钙，当饮食钙摄入不足时，可给予钙剂补充。

2. 如何选择钙剂 碳酸钙是最常用的钙剂，碳酸钙含钙量高，吸收率高，易溶于胃酸，常见不良反应是胃肠道反应。其次为枸橼酸钙，枸橼酸钙含钙量较低，但水溶性较好，胃肠道不良反应小，适用于胃酸缺乏和有肾结石风险的患者。其他钙剂包括葡萄糖酸钙、氨基酸螯合钙等，葡萄糖酸钙含钙量低，胃肠道反应小，但是糖尿病患者要慎用；氨基酸螯合钙属于有机钙，容易吸收，无胃肠道反应，但是价格偏高。

3. 人体需要补充多少维生素 D 《中国居民膳食营养素参考摄入量》建议成人维生素 D 摄入量为 400 国际单位 / 天。65 岁及以上老年人因缺乏日照以及摄入和吸收障碍常有维生素 D 缺乏，推荐摄入量为 600 国际单位 / 天。人体维生素 D 可耐受最高摄入量为 2 000 国际单位 / 天。因此，维生素 D 补充应适量，谨防过量摄入维生素 D 而引起维生素 D 中毒。

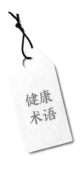

健康术语

骨密度： 是评价骨骼强度的主要指标之一，即每平方厘米矿物质含量。人体在 20~29 岁时达到最高值，以后随着老进程而下降。骨密度是诊断骨质疏松症的最基本依据，通常选择腰椎、股骨近端和跟骨作为骨密度的检测部位。

（岳寿伟）

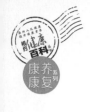

51. 腰椎间盘突出症导致
下肢放射性疼痛、麻木，
应该选择什么**药物**

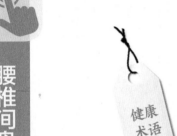

健康术语

放射性疼痛： 神经干、神经根或中枢神经病变受刺激时，疼痛不仅发生于刺激局部，且可扩展到受累感觉神经的支配区。

突出的腰椎间盘组织会刺激或压迫椎间盘后方或侧方的神经根、马尾神经，导致腰部和腿部一系列不适，主要表现为腰痛、下肢放射痛、下肢麻木，严重时可以出现下肢无力、肌肉萎缩、大小便功能障碍。腰椎间盘突出症患者若仅表现为腰痛和下肢放射性疼痛、麻木，症状较轻，病程较短，可以选择药物改善疼痛、麻木；一旦出现大小便功能障碍，如大小便难解或失禁，应立即就医，进行手术治疗。

专家说 治疗腰椎间盘突出症所致下肢放射性疼痛、麻木的药物如下

　　1. 非甾体抗炎药 是治疗放射性疼痛、麻木的一线药物，可缓解腰椎间盘突出症患者腰腿疼痛症状，但不建议长期服用，长期服用可能会引起消化道溃疡

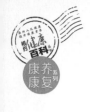

关键词

腰椎间盘突出症 疼痛 麻木 药物治疗

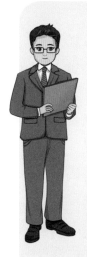

和出血。建议饭后服用，可以减轻药物引起的胃肠道反应。常见的非甾体抗炎药有塞来昔布、布洛芬、双氯芬酸钠等。

2. 肌肉松弛药　主要用于缓解腰椎间盘突出症急性期或亚急性期腰背部肌肉痉挛性疼痛，代表药物有盐酸乙哌立松、氯唑沙宗、马来酸氟吡汀、盐酸替扎尼定等。

3. 渗透性利尿药　可有效缓解腰椎间盘突出症引起的神经根水肿，减轻下肢放射性疼痛、麻木，在腰椎间盘突出症急性发作期作用明显，代表药物有甘露醇、甘油果糖等，但应用脱水剂时，浓度、剂量不能过大，使用过程中若出现血压下降、头晕、头痛、恶心、呕吐等情况，应及时停药。

4. 营养神经类药物　具有保护神经、抑制疼痛等作用，利于缓解因神经根或脊髓受压迫而引起的下肢疼痛、麻木无力症状，代表药物有甲钴胺、牛痘疫苗接种家兔炎症皮肤提取物等，可以用于治疗腰椎间盘突出症、腰椎椎管狭窄等引起的腰腿痛。

5. 抗癫痫药　通过干扰细胞膜的钠、钙等离子通道，抑制神经异常放电，缓解神经性疼痛，常用药物有加巴喷丁、普瑞巴林等。

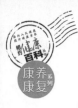

健康加油站

关键词

慢性疼痛 心理疗法

腰椎间盘突出症患者在选择药物时，应优先考虑疼痛程度和炎症情况。对于轻度疼痛的患者，可以首先考虑使用非甾体抗炎药；而对于疼痛较严重或伴有明显神经损伤的患者，则可能需要联合使用渗透性利尿药、营养神经类药物及抗癫痫药。同时应注意，药物治疗只是治疗腰椎间盘突出症的一部分，无手术指征的患者需要同时结合物理治疗、康复治疗等方法进行综合康复治疗。对于保守治疗效果欠佳、出现剧烈疼痛、二便障碍的患者，需要尽快选择手术治疗。

（岳寿伟）

52. 为什么医生会建议某些 **慢性颈腰痛患者**咨询 **心理医生**

慢性颈腰痛患者的主要症状是疼痛，长期慢性疼痛可引起很多心理问题，导致患者焦虑、抑郁、恐惧等，不利于疾病的康复，需寻求心理医生的帮助以缓解负性情绪。

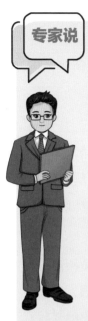

专家说

1. **慢性疼痛** 疼痛是一种与组织损伤有关的令人不愉快的感觉和情感体验，慢性疼痛是指持续或者反复发作超过 3 个月的疼痛。慢性疼痛可以引起许多心理问题，包括疼痛灾难化、运动恐惧症、焦虑、抑郁等，积极心理有助于疼痛管理，积极情绪可以降低疼痛水平和疼痛敏感性。慢性腰痛和颈痛患者面临病程长、疼痛反复发作的现状，易伴发心理问题，因此，建议部分慢性颈腰痛患者咨询心理医生。

2. **慢性颈腰痛患者常用的心理疗法** 包括认知行为疗法、焦点解决模式、接纳承诺疗法、分散注意力、松弛疗法、生物反馈疗法、个性培养、正念疗法、药物治疗等，具体的治疗方式需要心理医师进行心理评估后进行选择。

健康加油站

影响慢性颈腰痛的心理因素

1. **认知过程** 是心理因素和痛觉的重要组成部分，即患者对疼痛的认知与注意。分散对疼痛的注意力，有助于减轻疼痛；患者对于疼痛的恐惧会刺激大脑的疼痛记忆，最终会刺激疼痛发生。因此，注意力与记忆对慢性疼痛影响深远。

2. **情绪过程** 积极情绪如高兴、兴奋会使人的敏感性降低，消极情绪如抑郁、焦虑、恐惧等常会促使

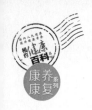
慢性疼痛加剧，消极情绪中抑郁与焦虑最常见。由于各种因素的影响，慢性疼痛患者常伴随焦虑、抑郁等消极情绪，从心理学入手，提高患者的积极情绪，有利于缓解疼痛症状。

3. 意志过程 是指人自觉地确定某种目的并支配其行动以实现预定的心理过程，可以简单理解为人们做某件事情的决心。较强的意志力是成功缓解慢性腰背痛的关键，增强意志力可以提高患者的依从性进而减轻慢性疼痛。

4. 个性心理特征 是指人的能力、气质和性格，不同人格的人对疼痛的敏感性和表达方式有很大差异，一般认为性格内向、焦虑、依赖的人易产生疼痛症状。人格问卷中具有神经质的人情绪比较脆弱，较容易出现疼痛。

（怀　娟）

53. 腰椎椎管狭窄症
一定需要**手术治疗**吗

腰椎椎管狭窄症是由于各种原因导致的腰椎椎管变窄，引起神经根或脊髓受压，症状轻时常无明显不适感，症状加重时会出现腰背痛、下肢疼痛、感觉异常、间歇性跛行等表现。该疾病的治疗首选非手术治疗，当出现腰痛、下肢疼痛等症状经非手术治疗无效，影响日常生活，或出现症状明显加重，影响大小便时，则需要进行手术治疗。

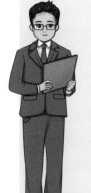

并不是所有的腰椎椎管狭窄症患者都需要马上进行手术治疗，只有在下列情况下才考虑手术治疗。

1. 症状、体征严重，经系统保守治疗无明显效果者。

2. 神经根或马尾神经受损明显，出现大小便障碍者。

3. 腰椎椎管狭窄症合并重度腰椎间盘突出症等。

4. 腰椎椎管狭窄症合并腰椎不稳或腰椎滑脱者。

当然，是否需要手术、能否手术，以及手术方式，需要骨科医师根据患者的具体情况综合考虑。

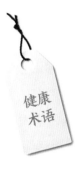

日常生活活动： 是指人们在每日活动中，为了照顾自己的衣、食、住、行以及保持个人卫生和独立的社区活动所必须基本技能。

（怀　娟）

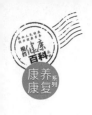

54. 腰椎滑脱一定需要手术治疗吗

腰椎滑脱患者可长期无症状，症状较轻者出现腰痛，疼痛向臀部、大腿后扩散，但范围不超过膝关节，也没有定位性放射痛；症状加重时可以出现间歇性跛行、下肢放射性疼痛和麻木。并非所有的腰椎滑脱患者都需要手术治疗。

专家说

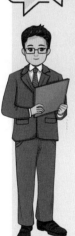

对于单纯的腰痛患者，首选保守治疗，对于有间歇性跛行、下肢放射痛的患者在保守治疗无效时需要进行手术治疗。临床上，是否需要手术治疗需要根据患者的症状及椎体滑脱的程度决定。

1. 腰椎滑脱的分度　通过腰椎侧位 X 线检查可测量腰椎滑脱程度并进行分度，目前最常用的是梅尔丁分度法，根据椎体相对下位椎体向前滑移的程度分为Ⅰ～Ⅳ度。Ⅰ度到Ⅳ度椎体滑脱的程度是逐渐加重的。

2. 哪些腰椎滑脱症患者需要进行手术治疗　需要进行手术治疗的患者包括：Ⅱ度以下的腰椎滑脱，经保守治疗后，症状未见缓解；Ⅲ度以上的腰椎滑脱，无论是否有临床症状，均需进行手术治疗；腰椎滑脱逐渐加重；出现大小便障碍或伴有下肢间歇性跛行或下肢根性放射痛；保守治疗无法矫正脊柱畸形和明显步态异常等。

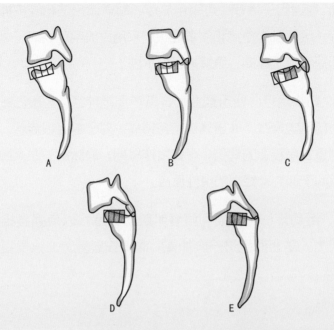

腰椎滑脱的测量（Meyerding 分度）
A. 无滑脱；B. Ⅰ度滑脱；C. Ⅱ度滑脱；D. Ⅲ度滑脱；E. Ⅳ度滑脱。

3. 腰椎滑脱常用手术治疗方式 常用手术方式包括修复手术、减压手术、复位固定术、融合手术四类。在综合考虑患者的年龄、滑脱原因、滑脱程度、进展趋势、腰椎不稳程度、疼痛类型、骨质条件、邻近节段情况、手术入路等因素的条件下，合理组合使用以上四种基本手术方式。

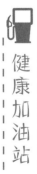
健康加油站

腰椎滑脱的非手术治疗有哪些

1. 减少负重及腰部活动 腰腿痛症状严重者，需要卧床休息 2~3 天。如果症状持续存在，需要每日佩戴腰围 3~6 周。注意减少腰部旋转、蹲起等活动，可行低强度有氧运动锻炼，肥胖者应注意减重。

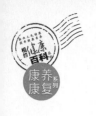

2. 物理因子治疗 可采用热疗、超声波疗法和经皮神经电刺激疗法缓解肌肉疼痛和痉挛症状。采用直流电药物离子导入疗法和超短波疗法镇痛、缓解神经根水肿。

3. 药物治疗 使用维生素 B 营养周围神经，盐酸乙哌立松缓解腰部肌肉紧张，非甾体抗炎药镇痛。对于神经根症状、体征较严重且发病较急的病例，可在发作早期，静脉给予激素脱水治疗，有利于抑制神经根的炎性反应。

4. 运动疗法 主要为腰腹肌肌力锻炼，以增强腰椎周围肌群肌力，防止滑脱进一步加重。需要在康复专业人员指导下进行。

（怀 娟）

55. 中医治疗腰椎疾病的常见方法有哪些

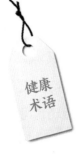

导引： 以主动的肢体运动为主，并配合呼吸运动或自我推拿而进行的一种防病保健的方法。

腰椎疾病属于中医"痹病""腰痛"范畴，历经数千年的发展，中医药治疗对腰椎疾病有较好的疗效。中医治疗腰椎疾病的常见方法，主要包括中药、骨伤治疗手法、针灸及导引等，必要时根据中医辨证采取相应的综合疗法。

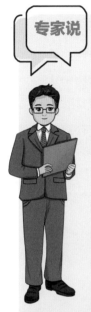

专家说

腰为肾之府，肾虚为本；风、寒、湿、热等外邪及跌扑闪挫等为标。腰部疾病多以肾精亏虚、气血不足、经脉失养为病机，使机体易受风、寒、湿邪等入侵，致瘀血阻滞，经络不通则痛，故治疗多以活血祛瘀、舒筋活络为主进行辨证施治。

1. 中药治疗　中药治疗主要为中药内服、中药外用；根据患者疾病的辨证分型、病因、病机和体质、年龄、性别的差异，开具不同中药处方以对症下药。

2. 手法治疗　利用按摩、正骨等手法治疗腰部疾病，能有效促进血液循环、松解粘连、缓解肌肉紧张和疼痛。

3. 针灸治疗　针刺法包括毫针疗法、电针疗法、火针疗法以及针刀疗法等；灸法具有温经散寒、扶阳固脱、舒筋活络、防病保健等作用，针刺疗法多配合灸法。

4. 导引治疗　通过适当的导引（如八段锦、太极拳、五禽戏），能增加躯干肌群的压力负荷，使腰部和肌群的适应性增强，从而提高躯干肌群的协同性、控制力和静态耐力。

5. 其他治疗　中医治疗腰椎疾病还有诸如拔罐、牵引、穴位埋线、穴位贴敷、放血及耳穴压豆等疗法。

以上方法常常结合使用，但需要根据个人病情制订个体化的治疗方案。不可盲目治疗，方法不慎可能会使病情更加严重。

健康加油站

防治腰椎疾病的治疗方式多种多样，各有特点。除治疗以外，平时加强自我保护意识，保持良好的姿势，避免长时间保持同一姿势；适量运动，尤其是腰部和核心肌群的锻炼；避免过度劳累和进行重体力活动；保持良好的睡眠姿势和睡眠习惯；避免过度使用电子设备；合理安排工作和休息时间，避免过度压力和焦虑；保持良好的饮食习惯，摄入足够的营养，适量补充钙和维生素 D；及时就医并按医生的指导进行治疗。

（梁学振）

健康云课堂

腰椎间盘突出症的保守治疗

56. 为什么**腰椎间盘突出不能**通过**按摩 / 锻炼回纳**

腰椎间盘是两个相邻腰椎椎体之间富有弹性的盘状软垫，由外层的纤维环、里层的髓核组成，位于两腰椎椎体之间，后纵韧带紧贴在椎间盘后方，限制椎间盘突出，按摩／锻炼无法直接作用于后纵韧带或椎间盘，所以按摩／锻炼是无法直接把突出的椎间盘回纳的。但按摩／锻炼能有效治疗患者的小关节紊乱，改善或纠正患者髓核突出的位置，以缓解神经根压迫，减轻患者的不良症状。

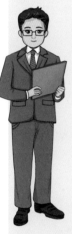

专家说

椎间盘是由上下椎体软骨板、周围纤维环及髓核组成的，成年后，髓核失去血液供应，椎间盘变成成人最大的无血管组织。椎间盘组织成分为粘多糖蛋白复合体、硫酸软骨素和大量水分等。椎间盘组织是依靠液体的动态压力、变化渗透代谢来维持细胞的活动及椎间盘的功能。髓核出生时含水量高达90%，成年后约为80%。随着年龄增加，髓核组成成分的改变，其含水量下降，在损伤因素等作用下容易发生退变；当髓核穿破后纵韧带，进入椎管内，可引起一系列的免疫炎性反应，进而产生症状。

临床上突出的椎间盘在CT或MR上所表现出的缩小甚至消失，不是椎间盘的简单回纳，而是椎间盘髓核的自然吸收。髓核的自然吸收受椎管、年龄及药物等众多因素影响，其机制也尚不能完全阐明，目前有多种假设，如髓核脱水及退变、髓核被巨噬细胞吞噬吸收、髓核脱出后自身免疫反应等，此现象一般在突出后6个月内出现。

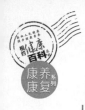

关键词

针灸　腰椎疾病

健康加油站

　　按摩／锻炼是通过作用于腰椎间盘附近的肌肉、韧带等软组织，解除痉挛，减轻腰椎间盘的压力，缓解腰腿痛的症状。短时间内确实可以改善因腰椎间盘突出导致的腰腿部不适，但要选择有专业资质的医疗机构，避免因不当手法或锻炼方式导致疼痛、麻木感等症状加重。

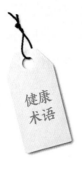

健康术语

按摩：在人体体表的一定部位上，运用各种手法和进行特定的肢体活动来防治疾病的方法，包括按法和摩法。

（梁学振）

57. 为什么**针灸治疗**对**腰椎疾病**有效

　　腰椎疾病是临床常见病、多发病之一，针灸治疗是中医学外治的代表方法，已被广泛用于治疗腰椎疾病。针刺疗法以中医理论为指导，使用针具刺激人体特定的穴位，调整经络、气血、脏腑的功能，发挥通经活络、宣通气血、调整脏腑阴阳等功效，以达到止痛、消肿、解痉的作用。灸法运用艾绒等各种药物作为施术材料，点燃施用，具有温经散寒、扶阳固脱、舒筋活络、消癥散结、防病保健的作用，特别适用于风寒痹阻、气络不通、阳虚湿蕴等引起的腰部疾病。从西医学的角度看，针刺治疗可以刺激相应责任节段腰神经，起到提高痛阈、促进脊髓功能恢复的作用，同时可以调节周围神经系统、促进代谢和血液循环、改善组织营养，从而达到缓解临床症状的目的。

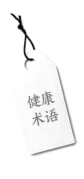

健康术语

针灸： 是针法、灸法和后世发展的各种腧穴特种疗法的统称。针法是使用各种不同的针具作用于经络、腧穴或其他部位上以治疗疾病的方法，用于各种痛证、感觉障碍、运动障碍、功能失调的病症。灸法是用燃烧的艾绒或者其他热源，在腧穴或者病变部位烧灼或者温烤，以起到温通经络、调和气血、扶正祛邪作用的医疗保健方法。

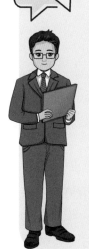

人体穴位很多，在腰椎疾病治疗中针刺或灸法取穴至关重要。临床可根据不同情况选择应用，也可根据具体情况加一些阿是穴。

损伤初期采取"以痛为腧"取穴与循经取穴相结合，在痛点最剧烈点进针，可收到止痛、消肿、舒筋等功效。损伤中、后期主要是循经取穴、对症施治，以达到消肿止痛、通经活络的目的，使经络通畅，肌肉、关节的功能恢复正常。损伤后期伴有风、寒、湿邪时，亦可在针刺后加用艾灸，疗效更佳。

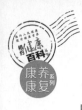

关键词

腰椎疾病 正骨

针灸治疗对腰椎疾病有效，但疗效因人而异。影响针灸治疗效果的因素有患者病情严重程度、治疗方法和技术水平等。灸法治疗属于温热法，《伤寒论》提出"热证忌灸"，灸法不可乱用，临床上应当辨证论治，对阳热阴虚之人应慎用，避免加重病情，出现变证。在接受针灸治疗前，建议咨询专业医师以确保治疗的适用性和安全性。

（梁学振）

58. 为什么不是所有的 **腰椎疾病**都可以 做**正骨治疗**

腰椎疾病涉及范围较广，多由腰椎退行性变和外伤引起，主要包括急性腰扭伤、慢性腰肌劳损、腰椎间盘突出症、腰椎椎管狭窄、腰椎滑脱症及第三腰椎横突综合征等。

正骨治疗是中医常用疗法之一，正骨治疗能在短时间内快速纠正小关节紊乱，解除滑膜嵌顿，调整脊柱背部肌肉肌力平衡，松解肌肉的紧张、痉挛，缓解疼痛，对腰椎小关节紊乱、滑膜嵌顿引起的腰椎疾病效果显著，运用得当，多数情况可以立竿见影。但对于严重的腰椎间盘突出症、腰椎管狭窄等疾病，不正确的正骨方法可能会刺激和压迫马尾神经以及脊髓，严重者可以造成大小便失禁、瘫痪甚至死亡等。因此，并不是所有的腰椎疾病都可以做正骨治疗。

专家说

正骨治疗必须依据辨证施治与整体观的原则。腰椎疾病有轻重之别，又有皮肉、筋骨、关节之分，解剖位置也各有所异，所以要根据不同的病情运用相适应的正骨手法。正骨手法之轻重、巧拙，直接关系到损伤的恢复，手法使用正确，就能及时治愈，否则无法获得良好的效果甚至适得其反。

健康加油站

正骨治疗能有效解决一部分腰椎疾病，但建议在正骨治疗前，先前往正规医院由专业医师评估是否可进行正骨治疗，不要去非正规医疗机构，或由非专业人员操作。

正骨治疗结束后，腰椎疾病的治疗尚未结束。大多数腰椎疾病都应在平时加以重视，注意休息，注意腰部的正确姿势，经常变换体位，加强腰背肌功能锻炼，适当参加户外活动及体育锻炼，强调预防作用。久坐、久站时可佩戴腰围保护腰部，避免腰部过度屈曲或劳累、受风寒，弯腰搬物姿势要正确，避免腰部扭伤。

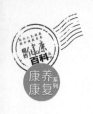

正骨治疗后疼痛持续不缓解甚至神经症状持续加重的患者，建议及时就医，必要时考虑手术治疗。

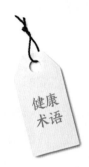

健康术语

正骨手法： 治疗骨折、脱位等筋骨损伤的各种手法的总称。

（梁学振）

太极拳　八段锦　功能锻炼

59. 为什么太极拳、八段锦等**中医传统功法**对**缓解腰椎疾病**有效

太极拳、八段锦等中医传统功法是在康复过程中自我功能锻炼不可缺少的重要组成部分。太极拳、八段锦等是形体运动与呼吸运动相结合的一种健身方法，在腰脊带动下使人体产生各种各样的动作，拳势动作与自然呼吸相配合，使脊柱屈伸张弛有度，有利于调动患者治疗的主动性，加速损伤愈合，缩短疗程，防止粘连，帮助肢体恢复正常功能活动。因此，太极拳、八段锦等中医传统功法能有效缓解腰椎疾病。

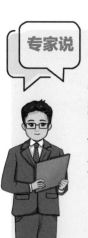

太极拳、八段锦等中医传统功法不仅对机体组织器官起到调节和强壮作用，可使气血流通，益气养精，强壮筋骨，加速损伤的愈合；而且对腰椎局部组织的修复和功能的恢复有显著效果，可归纳为以下几个方面。

1. 活血化瘀，消肿止痛

腰椎局部损伤后瘀血停滞、经脉不通而产生肿胀、疼痛。腰椎功能锻炼可推动局部气血的运行，促进血液循环，起到活血化瘀、消肿止痛的作用。

2. 濡养关节、经络

急性腰椎疾病后期或慢性腰椎疾病，局部气血不充，筋失所养，而致关节不利、肢体酸痛麻木，功能锻炼可以通畅气血，濡养肌肉、筋脉，滑利关节。

3. 防止肌肉萎缩

腰椎疾病后期多数患者会产生不同程度的肌肉萎缩，功能锻炼可以通过自主活动加强肌肉的收缩能力，从而治疗和防止肌肉萎缩。

4. 避免关节粘连和骨质疏松

腰椎疾病患者长期缺少活动/锻炼，可造成关节粘连和骨质疏松。功能锻炼可通畅气血、舒筋活络，避免关节粘连，同时有利于增加骨骼系统的血液循环，防止骨质疏松。

拔罐疗法　腰椎疾病　经络学说

通过长时间练习太极拳、八段锦，可以增强腰背肌力量和脊柱稳定性，加强肌肉间协调性，调节小关节紊乱，缓解局部关节、肌肉的压力，改善因长期固定姿势导致的不正体态、肌肉紧张或萎缩。练习时要循序渐进，动作轻柔，不可急于求成，切忌粗暴、强硬，对于腰部不适症状较重的患者应注意佩戴好护具，以防受伤。

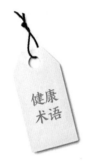

健康术语

骨质疏松： 多种原因造成的骨密度和骨质量下降，骨微结构破坏造成骨脆性增大，容易发生骨折的全身性代谢性骨病。

（梁学振）

60. 拔罐疗法对腰椎疾病有效吗

腰椎疾病多属于中医"痹证""伤筋""痿证"范畴，临床上以寒湿、瘀血、肾虚多见。拔罐疗法具有操作简单、安全有效等特点，遵循中医基础理论的经络学说，通过加热、抽吸等方法造成罐内负压和温热刺激，疏通经络、行气活血、消肿止痛、散风除寒，从而达到"通则不痛"的治疗目的。使用拔罐疗法要视病情而定，尤其适用于由风、寒、湿邪引起的腰椎疾病，但不是所有的腰椎疾病。

专家说 常见拔罐疗法治疗腰椎病的穴位

1. **肾俞** 第二腰椎棘突下，后正中线旁开 1.5 寸（简单定位：俯卧位，将手放在腰部，寻找和肚脐同一水平线的脊椎左右两边，大约 2 指宽处）。

2. **大肠俞** 第四腰椎棘突下，旁开 1.5 寸（简单定位：俯卧位，与两侧骨盆最高点连线同一水平线的脊椎左右两边，大约 2 指宽处）。

3. **阿是穴** 以痛为腧，没有固定的名称和位置，按压有"酸、麻、胀、痛、重"等感觉的部位。

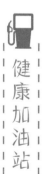

健康加油站

拔罐时要选择适当的体位和肌肉相对丰满的部位，若拔罐后出现小水疱，无须特别处理；若水疱较大，用无菌针头刺破放出液体，消毒后，覆盖上无菌纱布，以防感染。拔罐后不可立即洗澡，24 小时后方可洗澡，而且还需注意保暖，不可短时间内重复拔罐。

拔罐疗法在腰椎疾病的治疗中多为辅助治疗方法，常需配合其他治疗手段，如刮痧、艾灸、电针、外用药物等；通过拔罐在一定程度上能有效缓解腰椎疾病

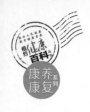

的症状，但不能从根本上治愈，要正确认识拔罐疗法对腰椎疾病的治疗效果，当拔罐达不到理想的治疗效果时，应及时就诊，以免延误病情。

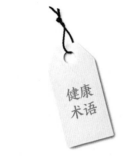
经络学说： 在中医医疗实践中建立起来的阐述人体经络系统的循行分布、生理功能、病理变化及其与脏腑和体表相互关系的学说，是中医学理论体系的重要组成部分。

棘突： 椎弓背面正中向后方伸出的一个矢状位的突起。尖端可在体表扪到，为肌肉和韧带附着处。

（梁学振）

中药方剂　内治法　外治法

61. 可以用于**腰椎疾病**的**中药方剂**有哪些

中药是治疗腰椎疾病的主要方法之一。人体是一个统一的整体，《正体类要》序中述："肢体损于外，则气血伤于内，营卫有所不贯，脏腑由之不和。"因此，中药的应用应根据"局部与整体兼顾，外伤与内损并重"的原则，中药治疗以中医的各种辨证方法为依据，根据辨证的情况选择不同的治则和相应的治法、方药。中药治疗可以分为内治法与外治法，临证运用时，要根据不同的病情灵活选择不同的方药配伍和剂型。

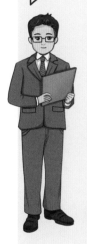

1. 内服药物

（1）气滞血瘀证：腰腿疼痛如针刺，疼痛有明确的定位，白天较轻，夜晚加重，腰部板硬，活动受限，舌质紫黯或有瘀斑，脉多弦紧。治宜活血化瘀、行气止痛，方用舒筋活血汤或身痛逐瘀汤加减。

（2）寒湿痹阻证：腰腿冷痛，腰部沉重，转侧不利，受寒及阴雨天加重，舌苔薄白或腻，舌质淡，脉沉紧或濡缓。治宜温经散寒、宣痹通络，方用羌活胜湿汤或独活寄生汤加减。

（3）肾气亏虚证：腰部酸痛，腿膝乏力，劳累后明显，平躺休息后减轻。本证有偏阳虚和偏阴虚的不同，根据辨证判断。偏肾阳虚者，治宜温补肾阳，方用补肾活血汤、金匮肾气丸、右归丸等加减；偏肾阴虚者，治宜滋补肾阴，方用六味地黄丸或大补阴丸、左归丸加减。

2. 外用药物

可选用行气活血、舒筋通络止痛、祛风除湿等外用药，如外贴伤湿止痛膏、狗皮膏等，或外搽正红花油、正骨水等中药油剂、配剂。

需要注意的是，使用中药治疗腰椎疾病的同时，需要配合良好的生活习惯和护理措施，如避免长时间坐立、适当进行功能锻炼等。在选择中药治疗时，建议在医生的指导下使用，以确保安全性和有效性。

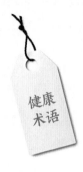

脏腑： 为中医术语，是五脏、六腑、奇恒之腑的统称。

（梁学振）

三

腰椎疾病
术后康复
怎么办

62. 腰椎间盘突出症
何时需要**手术治疗**

关键词

腰椎间盘突出症是生活中导致腰痛、腿痛或者腿麻常见的腰椎疾病之一，但是约 90% 的腰椎间盘突出症患者是不需要手术治疗的，只有少数患者需要手术干预。因此，如果被诊断为腰椎间盘突出症后也不要着急，大多数患者遵循医嘱，采用规范、合理的非手术治疗方案可以较好地缓解。

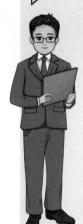

专家说

腰椎椎间盘突出症如果有以下几种情况，需在医师评估、指导下考虑手术治疗。

1. 疼痛、麻木等症状，经过 4~6 周非手术治疗无缓解；且疼痛较剧烈，影响睡眠、工作和生活。

2. 显著的神经功能损害，如下肢无力感明显，出现下肢肌肉萎缩等。

3. 在规范的保守治疗下，腰腿疼痛、麻木等症状仍在逐渐加重。

4. 出现马尾综合征症状，影响大小便功能。

以上情况存在，说明腰椎间盘突出症的突出程度大、病情重、通过保守治疗无法缓解，应及时到脊柱外科就诊，建议手术。

关键词
腰椎间盘突出 腰椎间盘突出症 手术

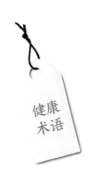

马尾综合征：各种原因导致的腰骶段神经根损伤的综合征。表现为鞍区（会阴部）或以小腿为主的根性疼痛与感觉障碍（感觉过敏／减退），以及下肢瘫痪（乏力、肌肉萎缩等），还可伴有膀胱、直肠和会阴部功能障碍（如尿潴留、尿频、大小便失禁、勃起不能等）。

如果在就医检查后发现"腰椎间盘突出"无须过于紧张，因为"突出"多数是在 CT 或磁共振检查中看到的现象，只有突出伴有腰痛、腿痛或麻木等症状时，才能诊断为腰椎间盘突出症，也就是说，只有出现了症状才需要去治疗。同时，也不是一发现腰椎间盘突出症就要马上治疗，大多数情况下只需要在日常生活中积极预防和遵照医生建议的注意事项，就可以减少或远离腰椎间盘突出症，以及预防疼痛的发生。

（彭彦孟）

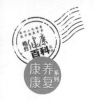

63. 为什么腰椎间盘突出症做完手术后还会复发

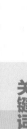

腰椎间盘突出症 手术 复发

腰椎间盘突出症患者手术后症状是否复发，可能存在多种相关因素，如术前诊断是否正确，术中不同的手术方式，术后患者是否行规范康复治疗或掌握正确的康复方案，以及患者自身基础情况等。大部分情况是可以通过医患共同努力预防和解决的，但任何治疗方法都不能保证不会复发，医务人员只能尽力减少其发生概率。

专家说

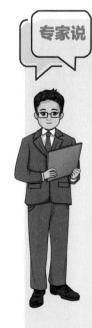

手术方式不同，术后复发因素不同。针对腰椎间盘突出症的严重程度和病情的全面评估，制订手术方案，一般分为开放手术治疗或介入微创手术治疗。前者有椎间盘切除椎间植骨融合术＋钉棒内固定术等，因腰椎活动度及腰椎整体力学模式改变等导致手术多年后相邻节段更容易出现椎间盘相关病变；后者有腰椎椎间孔镜手术、腰椎射频消融术等，若患者术后工作和生活中腰椎负荷过重、稳定性下降等诱因并未得到解除（工作性质、不良的姿势）等，都是术后疾病复发的重要原因。所以，术后规范的康复治疗，提升腰椎稳定性及改掉不正确的用腰习惯，是避免术后复发的有效措施。

此外，患者还可以通过以下几点降低术后复发率。

1. 控制及减轻体重，将体重保持在合理范围。

2. 减少久坐等不良习惯，可搭配使用升降桌站立办公，使用符合人体力学原理的椅子等。

3. 避免过度提持重物及腰部不正确发力，学习在卧、站、坐等各种活动中正确使用腰部。

4. 预防和治疗骨质疏松症，特别是中老年或绝经期妇女。

健康加油站

绝大部分腰椎间盘突出症患者术后都能获得较好的症状改善，但由于手术不可避免会损伤相关区域的组织，修复过程中可能因活动受限、活动不足等导致力量的缺失造成腰椎不稳、局部组织粘连、相邻节段椎体力学变化，甚至心理因素都可能导致少数患者短期或长期产生新的不适症状，但只要遵医嘱进行术后干预和定期随访，可以把复发率降到最低。

（彭彦孟）

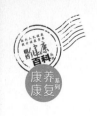

64. 腰椎疾病做完手术就"万事大吉"了吗

需要手术的腰椎疾病包含的病种范围广，但最常见的为腰椎间盘突出症、腰椎椎体骨折、腰椎滑脱症、腰椎椎管狭窄症等。腰椎疾病做完手术并不意味着就"万事大吉"了，手术仅仅是完成了治疗的其中一步，为预防并发症、促进手术区域修复、减少复发率和尽快恢复运动功能，需要进行正确和规范的术后康复治疗和居家康复指导。

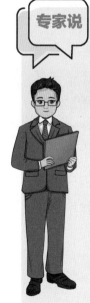

专家说

手术后除换药、拆线和药物治疗外，还应根据患者的个人情况、原发疾病和手术方案制订个性化的术后康复方案。

1. 个性化康复 依据患者的年龄、营养情况、相关基础疾病情况、原发疾病严重程度、手术情况、生活和职业功能需求及家庭社会环境等，在康复机构进行康复评估后拟定不同的康复治疗计划。如年龄大、营养不佳、骨质疏松、基础体能弱等，会适当推迟术后主动活动的时间、减少训练量、延长腰椎的保护时间等。

2. 出院后居家康复 需要遵守康复医学专业的指导方案继续完成家庭康复，同时了解相关注意事项。如部分腰椎疾病术后，早期需要佩戴腰椎矫形器（包括硬腰围、软腰围等），并注意佩戴的正确方法，以保证良好的腰椎稳定性并避免引起皮肤破溃、呼吸困难等不良情况。

3. 疼痛管理 一方面不是所有的疼痛都要求绝对制动和休息，特别是术后早期可耐受的、逐渐减轻的疼痛是可以接受的；另一方面如果术后疼痛持续无明显缓解，或生活中疼痛复发，是提示减少腰部活动或负重的信号，应及时复诊。

4. 循序渐进原则 任何术后康复都不是一蹴而就的，应该按照医生拟定的训练计划逐渐增加锻炼强度等，量力而行，并定期到康复医学科复诊以更新家庭训练方案。

5. 关注心理、社会因素 及时纠正不良的情绪和社交困难情况，加速个体功能恢复。

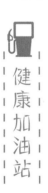

健康加油站

随着医疗技术的进步和人们对健康需求的提高，患者对手术效果和术后康复的期望也在不断提高。加速康复外科的应用可以更好地满足患者的需求，提升患者的满意度和生活质量。加速康复外科是指采用有循证医学证据的围手术期处理的一系列优化措施，减少手术和麻醉对患者生理和心理的创伤应激，减少并发症，达到术后快速康复。这一理念的实施已被证实可以显著降低手术并发症，提高患者康复速度，缩短住院时间，降低医疗费用，并提升医疗服务质量。随着医疗技术的不断进步和医疗理念的更新，加速康复外科将在未来的医疗实践中发挥越来越重要的作用。

（彭彦孟）

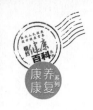

65. 腰椎术后多久可以下地行走

腰椎术后多久可以下地行走取决于多种因素，包括手术范围、病情稳定性、患者的恢复能力以及手术类型等。原则上除严重影响患者腰椎术后行走活动的因素，如生命体征不稳定、伴有严重并发症、难以忍受的疼痛、术区情况不稳定以及肌肉力量不足等因素外，哪怕是带有术区引流管、术后第一天，遵医嘱在使用安全保护措施的前提下，患者就可以尽早下地行走。

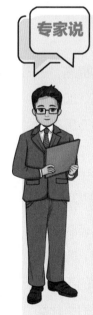

专家说

1. 患者要了解下地行走的好处

（1）行走是日常生活中最常见的个体转移方式，可以建立日常生活活动能力恢复的信心，减少焦虑、抑郁等不良情绪，积极心理利于疾病恢复。

（2）能够尽早运用下肢肌肉和躯干控制能力，预防肌肉萎缩、骨质疏松，同时还能维持平衡功能不减退。

（3）下地行走是较简单的有氧运动锻炼方式之一，能够快速恢复和维持正常的心肺功能。

（4）能够有效降低肺部感染、下肢静脉血栓形成、压力性损伤、直立性低血压等并发症的风险。

（5）能够促进消化，从而减少食欲下降、便秘、腹胀等不适情况的发生。

2. 为了保证腰椎术后早期安全下地行走，需要做到以下事项

（1）下地行走前，需由医务人员综合评估患者的术区情况、体位和力学因素、柔韧性、肌力、平衡能力、负重能力等。

（2）床椅转移、坐立体位变换及下地行走时注意保持术区稳定，根据医嘱佩戴必要的腰椎矫形器，避免腰椎产生旋转、屈伸等早期对术区不利的动作。

（3）保持行走的稳定性，特别是高龄、肌肉力量弱、心肺功能不佳的患者，避免跌伤；必要时在医务人员或陪护辅助／监督保护下进行。

健康加油站

下地行走是最常见的负重锻炼方式，腰椎术后患者可以通过步行预防或减少并发症、尽早回归家庭和社会；但同时对于部分术后患者，早期行走可能会加重疼痛，甚至出现危险，如可能加重术区肿胀、延迟术区愈合、内固定的松动或断裂等。因此，在患者行走前必须做好准确的评估、做好必要的保护以及制订合理的行走距离和时间，绝大多数腰椎术后患者都会在早期下地行走中获益。

（彭彦孟）

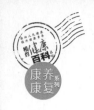

66. **腰椎术后**应该
如何选择合适的**腰围**

腰椎术后早期，患者或多或少都会因为腰椎本身的病变损害、术中不可避免的骨质和软组织损伤、长期卧床后腰椎稳定性降低等原因，需要在一段时间内佩戴腰椎矫形器，也就是俗称的腰围。它的作用是提供一个外在的稳定因素，增加术后腰椎结构的稳定性，以达到给术区组织创造修复的稳定环境、避免活动时出现新损伤的目的。但由于手术方式不同、患者自身腰椎疾病的严重程度及个体身体素质的差异，医生会根据患者术后腰椎所需要的稳定程度，决定是否选择或选择何种类型的腰椎矫形器。

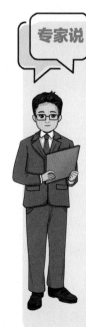

专家说

腰椎矫形器是为稳定脊柱而设计的，种类繁多，大致可将其分为软性腰椎矫形器和硬性腰椎矫形器，材质的软硬不同，可以提供不同的稳定性。

1. 软性腰椎矫形器（软腰围） 所提供的稳定性相对较弱，但舒适度好、轻便、价格相对便宜。一般腰椎微创术后急性期、腰椎开放术治疗亚急性期或急性腰扭伤的患者考虑佩戴。

2. 硬性腰椎矫形器（硬腰围） 所提供的稳定性相对较强，但舒适度相对低，价格相对贵。一般腰椎开放术治疗急性期患者考虑佩戴。

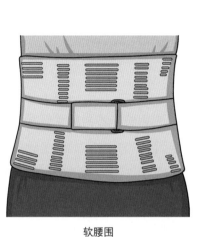

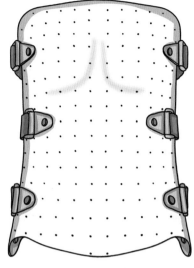

软腰围 硬腰围

　　术后佩戴腰椎矫形器可以限制腰椎的运动及部分减轻脊柱纵向承受的压力，使术后病变区域更加稳定，减少脊柱承重、减轻局部疼痛、促进病变愈合。但并不是所有的腰椎手术术后都需要佩戴或长期佩戴，佩戴周期也要根据术后腰椎稳定性等具体情况评估。同时，在卧床或部分低坡卧位患者且脊柱保持中立姿势时，可以不佩戴腰椎矫形器。

（彭彦孟）

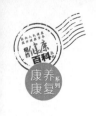

67. 为什么建议**腰椎术后**患者要**轴式翻身**

　　轴式翻身也称轴线翻身或者圆滚木法翻身，顾名思义是指躯干像圆木式地保持笔直稳定，通过在平面上滚动的方式完成翻身动作。患者在腰椎术后，椎体骨质或者椎旁组织受到损伤，腰背肌发力受限，往往表现为疼痛、肿胀、不稳定，这时候需要营造术后早期稳定的术区环境，避免术区组织发生扭转、牵拉和压缩导致损伤加重、渗出增多、内固定松动甚至断裂，让损伤部位在稳定的环境中得到更快的修复。因此，在腰椎术后早期，患者需要采用轴式翻身。

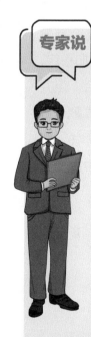

专家说

　　1. 轴式翻身法　是一种简单且有效的翻身方法，使患者能够更安全地完成床上和床旁活动，该翻身法是腰椎术后患者必须掌握的技能。下面分几个步骤介绍他人辅助的轴式翻身要点。

　　（1）患者双手交叉放置于胸前，缓慢屈曲患者双髋双膝（若出现腰部疼痛亦可不屈曲）；若有留置尿管，将尿管置于翻身后面部朝向的一侧。

　　（2）陪护人员将手放于患者的颈背部、腰部（避开手术切口及压痛区域）/臀部、腘窝，使用适当的力度，将患者被动翻身到对侧面。翻身过程中，患者颈、背、腰、臀始终同步，处于一个平面，就像患者躺在一个木板上被翻过去。

（3）调整到想要翻身的角度后，使用棉垫、枕头等支撑物固定翻身后的姿势。

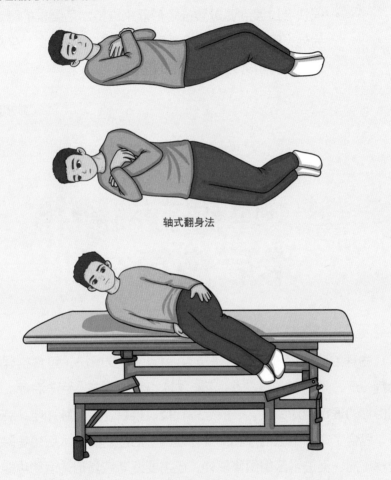

轴式翻身法

2. 单人轴式翻身后变换为坐立位要点　患者保持脊柱中立位，腰背同步翻转，将上肢摆放至同侧下肢之上，将腿摆放至床面以外，用位于下方的单侧肩肘支撑，逐渐坐立，整个过程中躯干始终像圆滚木一样稳定不弯曲。

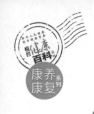

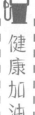

关键词

理疗 腰椎术后

健康加油站

术后早期往往需要采用轴式翻身，时间长短需根据腰椎手术类型不同、个人身体条件不同而异，一般很快会过渡到佩戴腰椎矫形器来维持术后腰椎的稳定。另外，腰椎术后早期在转移、坐立转换或静止、坐立、站立时，也务必保持腰椎的稳定。

（彭彦孟）

68. 哪些**理疗**对**腰椎术后恢复**有益

物理治疗，简称理疗，是康复治疗的重要模块，包含物理因子治疗（声、光、电、磁、冷、热、力）、运动疗法、手法治疗。而民间俗称的理疗相对狭义，一般是指针灸、推拿、中频脉冲电、红外线等，包含了许多中医治疗和部分物理因子治疗。腰椎术后患者除需要缓解疼痛、促进术区组织修复外，还需要逐渐恢复相关运动功能，达到日常生活自理、回归家庭及社会等，不同理疗方法的应用，能够加快组织的修复。

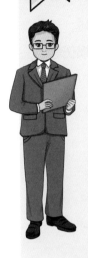

不同的腰椎疾病、不同的手术方式、术后不同时间，采用的理疗方法也不同，以下简要说明。

1. 物理因子治疗　超声波治疗有助于软化瘢痕，改善软组织粘连等；激光治疗可促进组织愈合、缓解疼痛；中频 / 低频电疗可以缓解术后水肿和炎症反应，减轻或缓解疼痛；磁疗及热疗可以促进组织愈合、改善血液循环等。物理因子治疗种类繁多，适用范围、禁忌证及具体参数不同，应在医生指导下应用，不建议患者自行使用自购的仪器。

2. 运动疗法　腰椎疾病患者或多或少存在腰椎稳定性下降的情况，而各种类型腰椎手术后恢复阶段腰背肌的肌耐力等可能会进一步下降，所以运动疗法为各种腰椎术后治疗的重点，应该在专业的康复医师指导下进行。

3. 针灸、推拿及手法治疗　针灸可以应用在术后早期的镇痛中。大部分腰椎术后患者早期并不主张推拿，除非用于手术区域远隔部位的放松，手法治疗亦需根据情况选择实施，如筋膜的调整松解、周围神经滑动 / 松动技术等，多需由康复医师 / 治疗师实施，根据网络视频等自行学习的方法要谨慎应用。

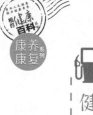

理疗作为医学干预手段，不同的理疗方式有不同的禁忌，如骨水泥区域局部不推荐使用超声波治疗；高频电治疗及较高强度磁疗不适用于金属内固定区域；部分手法治疗不适用于手术后腰椎等。为避免造成损伤等意外情况，建议在康复医师的指导或监督下实施。

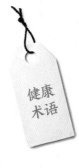

健康术语

运动疗法：以运动学、生物力学和神经发育学为基础，以改善躯体、生理、心理和精神功能障碍为主要目标，以作用力和反作用力为治疗因子，通过改善、代偿和替代的途径，改善运动组织（肌肉、关节、韧带等）的血液循环和代谢，促进神经肌肉功能，提高肌力、耐力、心肺功能和平衡功能，减轻异常压力或施加必要的治疗压力，纠正躯体畸形和功能障碍的治疗方法。

（彭彦孟）

69. 腰椎术后还能重返体育锻炼吗

重返体育锻炼是日常生活活动能力中高阶的康复目标，而剧烈的体育运动需要较好的力量、柔韧性、灵活性等作为支撑。腰椎术后患者由于腰部结构不同程度损伤，腰椎椎体的稳定性、椎旁肌肉力量、腰椎活动度以及软组织柔韧性等都可能减退，甚至有些严重的腰椎损伤会影响脊髓或马尾神经，导致下肢肌力减退、感觉下降。此时，术后规范的康复治疗，能给患者进行全面的评估和制订个性化的康复方案，可使大多数患者获得返回体育锻炼甚至专业赛场的机会。

专家说

大部分腰椎术后患者为了能够重返体育锻炼，康复过程中常常需要完成以下计划和针对性训练。

1. 术后急性期 / 保护期

（1）康复宣教：告知患者预后、流程及相关注意事项（可在术前完成）。

（2）减轻急性症状：使用物理或药物治疗等，减轻疼痛、肿胀。

（3）骨盆与脊柱姿势摆放：掌握骨盆及脊柱正中姿势调整。

（4）活化腰部深层肌群：学习锻炼椎旁肌肉、腹横肌等肌群。

2. 术后亚急性期 / 动作控制期

（1）腰部深层肌群肌耐力增强：如增加多裂肌、腹横肌重复收缩次数及时长。

（2）增加柔韧性：由康复专业人员实施手法治疗以增加柔韧性。

（3）提升日常生活活动能力：逐渐增加穿衣、行走、如厕、上下楼梯等日常生活活动自理程度。

（4）恢复心肺耐力：学会正确的呼吸模式，逐渐给予低强度—中等强度的有氧训练。

3. 术后慢性期／功能恢复期

（1）强调脊柱活动的控制：在不同平面练习平衡功能，在各种体位变换中练习脊柱的控制能力。

（2）强调肢体协调能力：在各种涉及脊柱的运动中改善脊柱姿势及提升肌耐力。

（3）进一步增强心肺功能：选择适当的有氧运动，增加训练强度。

（4）为高阶体育活动做进一步综合准备：在维持腰椎稳定性的前提下，强化下肢和臀部等肌耐力、运动敏捷度和速度等。

健康加油站

绝大部分腰椎术后患者均可完全／不同程度地重返体育锻炼，但这需要术后规范、足疗程的康复治疗。在进行康复治疗时，必须把握个性化和循序渐进的原则。

此外，康复治疗中除恢复自身的功能外，还可以适时依靠腰椎矫形器和/或肌内效贴等工具提高患者腰椎的运动能力，比如椎间盘开放术的后期患者跑步时可佩戴腰椎矫形器增加腰椎稳定性；腰椎骨折导致脊髓损伤的后遗症期患者无法行走但可以通过操作轮椅参加残疾人运动会。总之，康复的介入能够使生活更美好。

（彭彦孟）

四

腰椎疾病预防
怎么办

摆脱腰痛怎么做

70. 生活中哪些**不良姿势** 容易引起**腰痛**

生活中，人们常因腰骶的不正确姿势而引发腰痛。不良姿势通过改变骨骼、软组织的受力与细微的结构，导致神经压迫和组织损伤。这些姿势包括长时间的不对称性姿势，如跷二郎腿、扭腰坐等，或是脊柱曲度过大的姿势，如拱背坐、挺背、弯腰等。

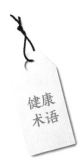

健康
术语

坐骨结节坐： 坐位时，人体以两侧坐骨结节为受力点，与支撑面相接触的坐姿，称为坐骨结节坐。坐骨结节坐时，人体可以更省力地避免肌肉疲劳和组织损伤。

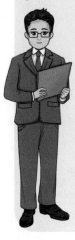

1. **不对称性姿势引起腰痛的原因**　人体的肌肉骨骼结构是基本对称的，如果关节活动度、肌肉延展性不足，椎体、骶髂关节在旋转过程中容易发生上下紊乱和错位，导致一侧或双侧神经根，或其他软组织受压。

2. **脊柱曲度过大的姿势引起腰痛的原因**　人的脊柱有一定的弯曲度，引起脊柱弯曲度过大的姿势，如过度弯腰，会造成腰椎间盘向后过度挤压，损伤腰椎间盘及周围软组织，继而出现各种疼痛；过度挺背，则可能会导致腰、背部肌肉拉伤，产生疼痛。

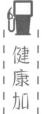

健康加油站

当人体在维持正确姿势时，身体的骨骼和软组织处于正确的位置。正确的坐姿为坐骨结节坐，由坐骨结节接触椅面并承重，且骨盆中立，而不是过度向前挺腰或向后拱背；正确站立时，耳后乳突、肱骨头、股骨头、外踝应该在一条垂线上，且应该具有颈、胸、腰、骶四个曲度；除此以外，正确的坐、站姿势中，还存在较频繁的姿势调节，避免疲劳。

如果你找不到正确的坐姿，可以在坐位时，用手仔细触摸自己的臀部接触椅面的部位，两侧各有一个隆起的骨突，这两个骨突就是坐骨结节。除维持坐骨结节的支撑以外，还应保持骨盆和脊柱竖直，下颌微含，避免探颈。

（侯　莹）

71. 腰椎疾病患者
应该注意避免哪些动作

关键词

负重 仰卧起坐 腰椎间盘

腰椎疾病患者应在了解自己病情的基础上，避免做加重腰椎动态压力及组织损伤的动作。对于腰椎间盘损伤人群，应该避免做腰椎间盘受压过度或过快的动作，如过度负重、弯腰、旋转、瑜伽或舞蹈下腰、仰卧起坐、快速扭腰等；对于腰部小关节紊乱或腰背部肌肉紧张的患者，则应防止挺腰或过度伸展，注意保持腹肌收缩。

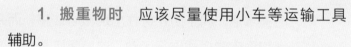

专家说

应该如何避免以上这些动作对身体的损伤。

1. 搬重物时 应该尽量使用小车等运输工具辅助。

2. 弯腰时 应该使用屈膝动作代替弯腰，避免过度弯腰提重物而损伤腰背部肌肉。

3. 快速旋转时 应该注意收腹、收颌，避免只使用腰部肌肉。

4. 维持姿势时 腰痛患者应该注意在维持姿势过程中适当放松和调节，避免长时间保持同一姿势或同一用力方式。

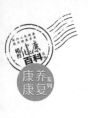

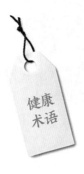

动态压力： 腰椎在不同的姿势下会受到不同大小的动态压力。压力过大，容易造成椎间盘内组织的损伤。在平躺时，腰椎负荷最小，其他姿势受压力从小到大分别是：侧躺、直立、直坐、前屈站、弯腰坐、负重前屈站、负重前屈坐。为保护腰椎，应该在生活中采用腰椎负荷较小的动作。

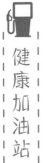

健康加油站

人体之所以要避免这些动作，并在日常生活中正确使用腰部的关节、肌肉，是因为当身体过度负重、过多 / 过快旋转时，腰椎间盘会因受压而变形或后移，压迫神经根或其他软组织，并加重腰痛症状。而运动过程中腰背部肌肉被激活的同时，腹肌同时被激活，利于防止脊柱出现重心转移，而采用更平衡和稳定的模式进行运动。这种腹肌与背部肌肉组合用力的方式会使脊柱更稳定，这种效应被称为易拉罐效应。

（侯　莹）

72. 为什么**腰椎疾病患者**要**避免腰部受凉**

腰椎疾病患者要避免腰部受凉，主要有三个原因：①受凉后腰部肌肉容易紧张，筋膜出现无菌性炎症；②受凉后腰部血液循环不足；③腰部受凉导致神经对疼痛的感受更加敏感。基于这些原因，腰椎疾病患者应该注意腰部保暖，或进行适当的热疗，促进腰部康复。

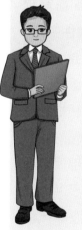

1. 为什么受凉后腰肌容易损伤 肌肉周围的结缔组织弹性降低，导致活动时肌肉组织延展性不足，用力活动时容易造成肌肉或其他软组织拉伤或骨关节错位。

2. 为什么受凉后腰部血液循环不足 当腰部受凉时，局部血管会收缩，使流向腰部的血液减少，导致血液循环受到一定的影响。这种血液循环不足可能进一步导致腰部肌肉组织变得紧张，出现肌肉痉挛性疼痛，同时导致局部致痛因子、肌肉代谢物无法循环送出，长时间积聚在腰部，引起疼痛。

3. 为什么受凉后神经对疼痛更加敏感 人类皮肤上有冷、热感受器，过冷或过热，都会增加疼痛感。其中，冷感受器的数量是热感受器的 3.5 倍，所以人们更容易因为冷而产生痛觉。

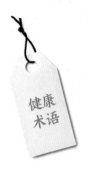

热疗： 热疗是康复医学最常见的治疗方法之一。热疗具有改善循环、消炎镇痛、放松肌肉的作用。医院常用的热疗方法有湿热敷、蒸汽浴、红外线、短波、微波治疗等。家庭中常用热毛巾、电热暖手袋、暖宝宝等进行热敷。热疗的温度在 37~40℃ 时镇痛效果最明显，超过 45℃ 时，则可能加重疼痛。热疗时间以 15~20 分钟为宜。

健康加油站

　　腰椎疾病患者需要保暖，与人体组织对温度的感受及反应是有关的。人体对温度非常敏感，当皮肤及黏膜的温度感受器感受到冷后，人体的各种组织会对冷进行反应：肌肉紧绷收缩甚至寒战、毛细血管收缩、皮肤及肢体的供血减少、结缔组织的弹性变低、关节滑液减少、膀胱收缩等。这些改变常常会给腰椎带来较大的负担。所以，保暖及热疗常常会缓解腰痛并避免损伤。保暖措施包括衣着保暖柔软，腰椎疾病患者应该注意穿着保暖又有弹性的衣服，保暖的同时也不会阻碍活动；使用贴身保暖工具，如局部保暖贴等；外用保暖设备，且体表附近温度不要高于 45℃；通过安全的有氧运动，促进腰部组织的血液循环和代谢。

（侯　莹）

73. 长途驾车或坐车时如何保护腰椎

关键词

驾驶 疲劳 腰垫

长途驾车或坐车时，驾驶者或坐车者的姿势要求为：腰骶部不空、头正轻微收颌，避免探颈和挺背。为达到这个目标，我们应该将座椅调节到舒适且稍后倾的位置。首先，应调节座椅的高度，使小腿舒适地放置到前方踏板处；调节座椅靠背的角度到 110°~130°，该角度过小很有可能导致腰部悬空，并加重腰椎负担，如该角度过大，又可能导致靠坐时，头部难以直立。大部分的汽车无须另配腰垫，如希望增大腰曲前凸角度，可调节座椅腰凸角度，或增加腰垫。

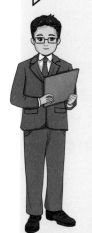

专家说

当长时间保持一种姿势时，肌肉、骨骼会产生疲劳和发生结构上的改变，所以，选择正确的姿势是十分重要的。那么，正确的姿势到底是什么？

1. 腰骶部不架空的姿势 当椅背与椅面的夹角太小时，腰骶部就会悬空，这时，悬空部分两头的压力及中段的重力，足以形成导致腰椎变形的三点力系统，最终造成腰椎间盘后凸、小关节紊乱，及椎体间滑脱。这些改变均会造成软组织、神经的压迫，并导致腰痛加重。由于这一变化已经涉及骨骼移位，所以在治疗时，普通的放松肌肉、减轻水肿的静卧休息、理疗等，并没有明显的疗效，往往需要进行特殊的整脊治疗。

2. 不探颈挺背的姿势 当腰骶部不架空时，在开车时还应该放松从后颈到后背部的肌肉，脊柱旁肌肉紧张是腰痛的重要原因。为达到放松后部肌肉的目的，应该将椅背调节到轻微收颌就能放正头的角度。在驾驶全过程中，应该更多地使用颈前部、腹肌的力量来调节姿势，这样，就可以在长时间的驾驶中保护腰椎。

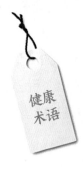

三点力系统： 当腰背部悬空坐时，椅背、椅面与人体的接触点所受到的压力，与悬空的背部的重力，形成了一个能造成腰椎变形的三点力系统。在坐位时，该系统应该通过腰背部不悬空来避免。

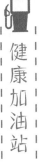

背部和腹部的肌肉就像硬币的两面，在人体活动中，都是十分重要的。但是在实际生活中，人们往往习惯更多地使用后部的力量完成动作，而忽视了前部腹肌的重要性，所以，所有的颈、腰椎疾病患者，均是背部肌肉过于劳损，而腹肌并没有足够的力量。长时间的驾驶、坐车也一样，当腰背部肌肉没有得到放松，下车后就会出现腰痛加重。所以，在驾驶或坐车的过程中，最重要的是放松腰背部肌肉。

（侯　莹）

74. 为什么医生让少穿高跟鞋以预防腰椎疾病

预防腰椎疾病应该少穿高跟鞋。穿高跟鞋会导致人体的足趾、足底、跖骨、膝关节、腰椎等多部位损伤。穿高跟鞋会使腰椎疾病患者腰部肌肉长时间持续紧张，从而加重腰椎疾病；同时，长期穿高跟鞋还会使足跟跟腱和小腿后部肌肉变短，降低下肢软组织的延展性，从而减少腰椎的活动度和影响腰椎的功能。所以，高跟鞋不宜穿着时间过长，鞋跟不宜超过 5 厘米。

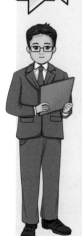

1. 高跟鞋对人体力线的影响　高跟鞋抬高了人体的足跟，使小腿及人体重心均向前倾斜，这种姿势是不宜行走的，为了适应，人体常常会使用两种代偿策略来重获稳定：一种是屈膝步行，另一种是腰背部增加用力，使下肢重新竖直。因为屈膝步行并不美观，所以，第二种姿势代偿更为常见。这种代偿会较大地改变踝关节的对线角度和腰背部的用力程度，即踝关节在站立及步行中保持跖屈位，而腰背部用力增加，以防止身体前倾。

2. 腰背肌紧张加重腰痛　穿高跟鞋时腰背肌持续紧张，会导致肌肉持续收缩变短，难以放松，带来疼痛；其次，持续的肌肉收缩还会减少肌肉的血液循环，

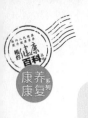

增加乳酸堆积，加重肌肉酸痛；另外，持续的牵拉还会造成韧带增厚和骨质增生，这些改变都会增加腰椎损伤和局部疼痛。

健康加油站

高跟鞋不仅增加腰背肌负担，缩短小腿后部肌肉及肌腱，还容易造成扁平足、踝关节扭伤、疲劳性骨折、踇外翻、小腿痉挛、足跟痛、前足部神经痛等多种身体损伤及疼痛。

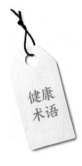

健康术语

人体力线： 人体各节段重心相互重叠组成的虚拟连线，当人体直立时，耳后的乳突、肱骨头、股骨头、膝关节、外踝，在同一条垂直线上时，这条垂直线被称为人体的理想力线。

（侯　莹）

75. **孕妇**如何**预防腰痛**

孕妇应通过维持正常体重、减轻弯腰负重来避免腰椎间盘突出；通过适量运动以提高心肺及运动能力；通过腹肌训练来避免腹直肌分离，以上这三个方面均可以预防腰痛。如果已经出现腰痛，则应该及时就医，防止腰痛加重，如需进行影像学检查，应避免 X 线检查。

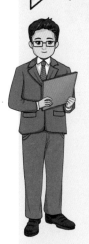

专家说

　　孕妇预防腰痛的方法与普通人群有一定的差异，主要由于孕妇腰痛原因的特殊性。

　　1. 增加的体重及腹压加重了腰椎间盘突出　随着孕期的增加，孕妇的腰椎间盘受到的横向及纵向压力增大，导致椎间盘突出或膨出增加，加重对神经根的压迫及腰痛。

　　2. 运动能力不足增加腰痛风险　孕妇腹部增大、活动不便，同时担心跌倒或损伤，所以运动量明显减少，这会使椎旁肌力量减弱，腰椎稳定性降低。

　　3. 孕妇因为腹部隆起不便下蹲　弯腰负重的动作会加重腰部负担和腰痛。

　　4. 韧带松弛加重腰痛　孕妇由于孕激素水平急剧增加，全身的韧带变得松弛，甚至导致耻骨联合分离和腹直肌分离，加重了腰痛的发生率和疼痛程度。

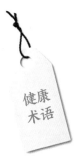

健康术语

　　腹直肌分离：两侧腹直肌的距离增加到2厘米以上时，称为腹直肌分离，同时会伴随便秘、腰痛、腹压下降、内脏下垂等病理变化。该症状可通过运动、电刺激等治疗得到改善。

（侯　莹）

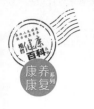

76. 哪些**腰部锻炼方法**有助于**预防腰椎疾病**

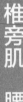
对腰部有锻炼作用的运动可分为恢复椎旁肌功能的锻炼、增加腰椎活动能力的锻炼、减少腰椎负担的锻炼三类，分别从内部对线、外部活动能力、腰背肌负担三方面来预防腰椎疾病。

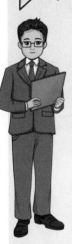

1. 恢复椎旁肌功能的锻炼　人类脊柱各椎体通过椎间盘、韧带、椎旁肌进行连接，但只有椎旁肌有主动收缩的功能。所以，要保持或恢复脊柱的形态，就应该激活并维持椎旁肌的运动能力。这些肌肉可以通过悬吊摆动训练、平板支撑、仰卧位五点撑、普拉提，或其他抗阻维持脊柱姿势的治疗方法进行激活。此类运动以增加力量为主，腰椎活动度小，较为安全。

2. 增加腰椎活动能力的锻炼　为促进腰椎前、后、左、右，及旋转角度，需要提高腹直肌、腹内外斜肌、竖脊肌、腰方肌等肌肉的力量。游泳、下腰、侧弯、旋转等运动即以此为目标。腰痛患者应该在无痛的状态下循序渐进地进行，否则可能会损伤腰椎间盘或小关节。

3. 减少腰椎负担的锻炼　坐位或站位时，均应通过重心适度后移，激活颈前、腹侧肌肉，达到减少腰背部肌肉负担、避免疲劳、预防腰痛的目的。

但是，以上运动并不能替代医疗中的牵引、整脊、关节松动、肌力训练等治疗。

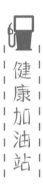

健康加油站

腰是人体的中段结构，兼具支撑和运动的功能。所以，腰部锻炼也应该包含多个目标。在锻炼时，应该由内而外，先通过恢复椎旁肌功能获得腰椎自身的正确结构，然后才能使腰椎完成各个角度和力度的运动。如果腰椎的结构并不正确，则可能在腰椎的活动中，加重椎体间的位置紊乱和疼痛。

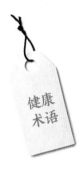

健康术语

椎旁肌：指脊柱旁维持椎体间对线关系的肌肉，包括回旋肌、多裂肌、棘肌、最长肌等，这些肌肉几乎都呈叠瓦状排列，连接2~4个椎体，这些肌肉如果失去功能，椎体间的位置关系及脊柱的生理弯曲均会发生改变。加强椎旁肌的锻炼也是预防腰椎疾病的首要任务。

（侯　莹）

五

腰椎压缩性
骨折康复
怎么办

77. 腰椎压缩性骨折
必须进行**手术治疗**吗

腰椎压缩性骨折多为外部创伤导致，老年骨质疏松骨折也多为压缩性骨折。后者遭遇外伤一般较轻，反复轻型外伤积累也可导致。还有一部分压缩性骨折是由于骨结核、骨肿瘤等侵犯椎骨，以致轻微创伤，或在无外伤的情况下发生病理性骨折。一般轻度的、稳定的压缩性骨折可保守治疗，而少数不稳定的压缩性骨折需要手术治疗。

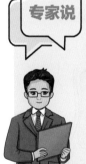

专家说

1. **腰椎压缩性骨折的表现**　主要表现为外伤后腰部疼痛、脊柱后凸、老年人身高降低。X线检查是诊断的主要依据。CT检查可以确定骨折的类型以及椎体破坏的程度，而 MRI 检查可以确定骨折是否新鲜以及神经压迫的状况。

2. **腰椎压缩性骨折治疗方式的选择**　如果椎体压缩程度较轻、椎体高度丢失小于 1/3、疼痛不剧烈者，可以采取非手术治疗，主要措施为卧床休息 4~6 周，支具外固定 3 个月。对于压缩程度明显、椎体高度丢失大于 1/3，或为多节段骨折、疼痛明显者，可以考虑微创手术治疗。

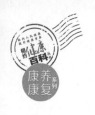

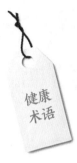

压缩性骨折：多由垂直压缩的间接暴力所致，骨松质因压缩而变形的骨折。常发生在下胸椎、上腰椎，椎体呈楔状。

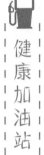

　　影像报告中常出现压缩性骨折的分度，其分度的依据如下：椎体前方受压缩呈楔形变。压缩程度以椎体前缘高度占后缘高度的比值计算。分度为前缘高度与后缘高度之比，Ⅰ度为 1/3，Ⅱ度为 1/2，Ⅲ度为 2/3。

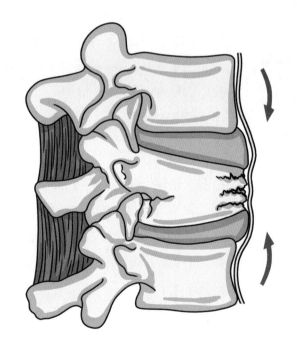

（怀　娟）

78. 腰椎压缩性骨折后
何时可以开展**康复治疗**

椎体压缩程度较小，无须手术治疗的腰椎压缩性骨折患者，需平卧硬板床1周，复查X线后如椎体位置良好，可佩戴腰部支具下床活动，但由于骨折部位尚未完全恢复，每日活动时间不能过长。一般骨折在3个月后才能完全愈合。而需要行手术治疗的压缩性骨折，术后生命体征平稳即应开始康复治疗。

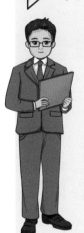

1. 腰椎压缩性骨折应卧床多久 无须手术治疗的轻微压缩性骨折，早期应卧床，避免腰椎前屈及各项活动，过早下床活动易导致压缩性骨折加重。如果使用腰围外固定，至少需要卧床4~6周，才能够下床活动。若佩戴胸腰部硬支具，卧床1周左右可以下地活动。卧床期间，也应进行踝泵、膝关节屈伸、股四头肌收缩等活动及上肢各关节的活动，以维持四肢关节的活动度，预防肌肉萎缩及关节挛缩。

2. 腰部固定辅具应如何选择 普通的腰围仅起到一定的保护作用，无法有效防止腰椎过度活动。而胸腰部支具可对腰椎起支撑作用，能有效防止腰椎过度前屈，从而有效地预防压缩性骨折进一步加重，所以轻微的压缩性骨折建议佩戴胸腰部支具，以减少卧床的时间，尽早下床活动，利于预防并发症，促进骨折早期愈合。

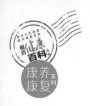

压缩性骨折　康复治疗

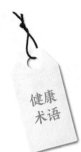

健康术语

支具：支具是一种置于身体外部，旨在限制身体的某项运动，从而辅助手术治疗效果，或直接用于非手术治疗的外固定。

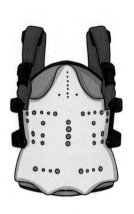

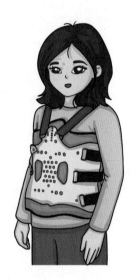

（怀　娟）

79. 腰椎压缩性骨折有哪些康复治疗方法

　　腰椎压缩性骨折后的康复治疗主要为腰背部核心肌群训练以及双下肢力量训练。腰背部核心肌群的力量增强，可增加脊柱的稳定性，减少脊柱退行性变的发生，避免遗留慢性腰背部疼痛和畸形。双下肢力量训练，主要是肌肉舒缩锻炼，可防止肌肉萎缩，增加腿部力量，防止下床后摔倒。康复治疗要循序渐进，坚持不懈。

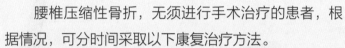

腰椎压缩性骨折，无须进行手术治疗的患者，根据情况，可分时间采取以下康复治疗方法。

1. 仰卧位直腿抬高运动及下肢屈曲运动　伤后卧床期即可开始，防止神经根粘连，直腿抬高初次运动从 30° 开始，每组 10 次，每天 2~3 组。

2. 踝关节背伸跖屈运动　该运动背伸踝关节、收紧小腿，伤后卧床期即可开始，每个动作保持 10 秒，每组 20 次，每天 3~4 组。

3. 抱膝触胸　伤后卧床 2 周可开始，仰卧位，双膝屈曲，手抱膝使其尽量靠近胸部，以腰背部不出现疼痛为度，然后放下，坚持连续运动。

4. 五点支撑法　伤后 3 周可采用 5 点支撑法练习。仰卧位双膝屈曲，以足跟、双肘、头部为支点，抬起骨盆，尽量把腹部与膝关节抬平，然后缓慢放下，一起一落为一个动作，连续 20~30 个。

5. 三点支撑法　伤后 4 周可采用 3 点支撑法练习。患者双手置于胸前，以头颈部及双足跟撑起全身，使背部尽量腾空后伸。

6. 拱桥支撑法 伤后 6 周可采用拱桥支撑法练习。患者双手及双足跟撑于床上，全身腾空呈一拱桥式。

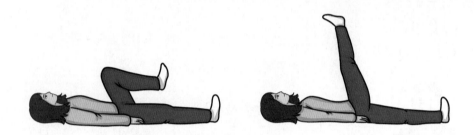

仰卧位直腿抬高运动及下肢屈曲运动

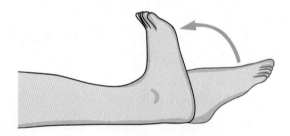

踝关节背伸跖屈运动

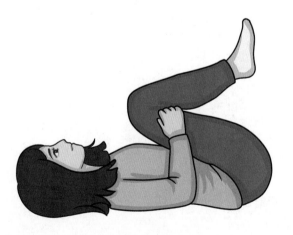

抱膝触胸

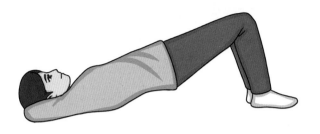

三点支撑法

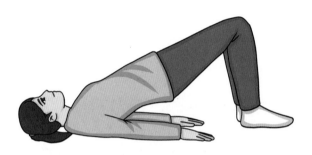

拱桥支撑法

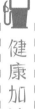

腰椎压缩性骨折术后康复治疗
方法及注意事项

腰椎压缩性骨折术后，应在佩戴腰围的情况下，练习下床活动。站立练习法，即站立时双足分开与肩同宽，双手置于腰部，挺胸凸腹，使腰背肌收缩。练习行走时，注意保持正确的姿势，抬头挺胸收腹。坐位时必须端正，不要弯腰。注意不要连续使用腰围时间太久，以免造成肌肉失用性萎缩。

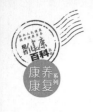

康养康复系列

术后 3~6 个月，应避免剧烈运动及提重物，尽可能避免久坐、跑、跳，避免睡软床，从地上搬起重物时应采取屈膝、下蹲的姿势。保持良好的生活方式，经常改变坐姿，加强腰背肌锻炼并坚持半年以上，增强腰部肌肉及脊柱的稳定性。减少慢性腰痛的发作，防止腰部损伤及腰椎间盘突出症的复发。

（怀　娟）

关键词

压缩性骨折　理疗

80. 腰椎压缩性骨折 可以选择哪些理疗方法

腰椎压缩性骨折发生后，可应用多种物理因子治疗方法以减轻组织水肿、改善组织血液循环、促进组织修复愈合、减轻疼痛等，包括电疗法、磁疗法、光疗法、超声波疗法等。

专家说 腰椎压缩性骨折后可选择的理疗方法如下

1. 高频电疗法　包括短波疗法及超短波疗法，一般为无热量 10~15 分钟 / 次，每日 1 次。可改善局部组织血液循环、减轻水肿、促进炎症物质的清除、促进骨组织的生长与愈合。

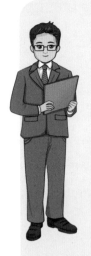

2. 中频电疗法　一般为耐受量，20~30分钟/次，每日1~2次。可改善局部组织血液循环、促进炎症吸收、减轻疼痛等。

3. 低频电疗法　多应用经皮神经电刺激疗法，一般为耐受量，20~30分钟/次，每日1~2次。可镇痛、促进成骨效应、加速骨折愈合。

4. 磁疗法　可消除水肿、促进骨痂生长、加速骨折愈合。

5. 光疗法　常用紫外线疗法，可加速组织再生、促进维生素D合成、促进骨生成。

6. 超声波疗法　低强度超声波可刺激组织的生物合成和再生修复、加速骨痂愈合。

（怀　娟）

81. 腰椎压缩性骨折患者
康复治疗时应注意什么

腰椎压缩性骨折患者进行康复治疗时必须保证腰椎的稳定性，任何动作都不应造成骨折移位。卧床翻身时应采用轴式翻身，避免躯干

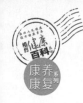

扭曲；早期下床活动需佩戴腰部硬性支具，防止腰椎前屈，以避免腰椎压缩性骨折的进一步加重。

腰椎压缩性骨折患者康复注意事项

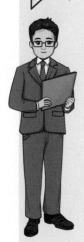

1. 腰椎压缩性骨折早期、不采取手术治疗的患者，需平卧硬板床，轴式翻身，即看护者手扶患者肩部和髋部同时用力滚动式翻身，避免躯干扭曲，患者配合绷紧躯干的肌肉。

2. 腰椎压缩性骨折后，常因腹膜后血肿刺激内脏神经，引起肠蠕动障碍，出现腹胀和腹痛。必要时需禁食、禁水，进行针灸、腹部按摩及相应药物处理等，改善胃肠功能，视肠蠕动情况恢复进食。

3. 早期站立行走需佩戴胸腰部支具以保护腰椎二次损伤。

4. 定时翻身，拍击、按摩背部，鼓励患者咳嗽、咳痰，保持皮肤清洁、干燥，预防肺部感染和褥疮。

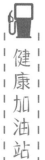

除康复治疗外，腰椎压缩性骨折患者需要注意调整生活方式，包括以下方面。

1. 富含维生素 D、钙、低盐和适量蛋白质的均衡膳食。

2. 适当进行户外运动，有助于骨健康的体育锻炼和康复治疗。

3. 避免嗜烟、酗酒和慎用影响骨代谢的药物。

4. 采取防止跌倒的各种措施。

5. 多进行日光浴，阳光中有紫外线，可以促进活性维生素 D 的强化和转化，还可以促进钙和磷的吸收。但是要注意不能躲在玻璃房内或窗户后晒太阳，这样会过滤很多紫外线，而且不能涂过多的防晒霜，因为防晒霜也会吸收一部分紫外线。

（怀　娟）

82. 为什么要重视
脊柱侧凸的早期筛查

青少年时期是脊柱生长的关键阶段。脊柱侧凸是一种青少年常见的脊柱畸形，严重时会造成心肺功能受损、腰背部疼痛、焦虑、抑郁，对青少年身心健康影响较大。因此，应重视脊柱侧凸的早期筛查、早期治疗，以阻止畸形进展，减少对青少年的影响。

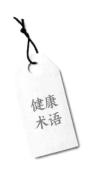

健康
术语

脊柱侧凸： 用科布（Cobb）法测量站立正位全脊柱 X 线的脊柱侧方弯曲角度，如角度大于等于 10°，定义为脊柱侧凸。

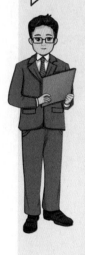

专家说

脊柱侧凸的早期筛查有助于早期诊断和及时干预，延缓脊柱畸形进展，维护青少年的身心健康，减轻家庭及社会的负担。

1. 延缓脊柱畸形进展　脊柱侧凸尤其好发于10~15岁中学生，由于处在生长发育高峰时期，畸形进展速度快，延误诊断极易危害青少年的身心健康。因大众对脊柱侧凸认识不足，常不能及时发现孩子的脊柱问题，错过脊柱侧凸保守治疗的最佳时期。早期筛查有助于青少年脊柱侧凸的早期诊断、早期保守治疗，有效延缓脊柱畸形进展，减少手术率。

2. 降低治疗难度和减轻经济负担　针对脊柱侧凸筛查阳性的青少年，建议积极转诊至相应门诊进一步明确诊断。早期对脊柱侧凸进行干预，如姿势管理、运动训练、支具治疗，可有效延缓脊柱畸形进展，降低脊柱侧凸致残率，避免高风险手术，减轻患者家庭的经济负担。

因此，应重视脊柱侧凸的早期筛查，定期关注青少年的脊柱情况，督促青少年养成良好的坐姿、站姿习惯，合理调整桌椅高度，适当增加身体活动。

脊柱侧凸筛查包括一般检查、前屈试验、躯干旋转角度测量、脊柱运动试验。

1. 一般检查 受检者自然站立，双足与肩同宽，双目平视，手臂自然下垂，掌心向内。从背面观察受检者双肩是否等高，头部是否居中；左右肩胛骨是否对称；两侧腰部是否对称；骨盆是否水平；脊柱中线连线是否居中、无倾斜。

2. 前屈试验 受检者自然站立，双臂伸直合掌，缓慢向前弯腰至 90°，此过程中观察受检者背部是否出现不等高、不对称。若背部出现不等高、不对称，即为前屈试验阳性。

3. 躯干旋转角度测量 前屈试验过程中，应用脊柱侧凸测量仪测量受检者躯干旋转角度。如躯干旋转角度 ≥ 5°，则认为受检者存在脊柱侧凸可能。

4. 脊柱运动试验 当前屈试验阳性或躯干旋转角度 ≥ 5°，均需进行脊柱运动试验。让受检者身体做向前、后、左、右方向运动与扭转运动各两次，然后自然站立，再次进行躯干旋转角度测量。

5. 脊柱侧凸筛查结果判定 一般检查异常、前屈试验阳性或躯干旋转角度 ≥ 5°，且脊柱运动试验提示躯干旋转角度仍 ≥ 5°，则判定为脊柱侧凸筛查阳性。

脊柱侧凸筛查虽然可以发现青少年的躯干异常体征，但不能将其作为确诊脊柱侧凸的方法。

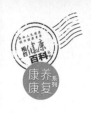
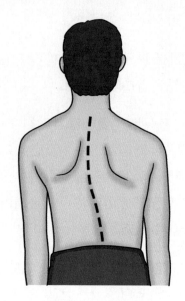

脊柱侧凸背部外观

（周　璇）

83. **高低肩**一定就是
脊柱侧凸吗

　　随着大众对脊柱侧凸认识的不断提升，现在许多家长会把儿童 /
青少年高低肩的情况跟脊柱侧凸联系起来。大部分患有脊柱侧凸的儿
童 / 青少年确实存在高低肩、背部不对称等外观问题。然而，高低肩
并不一定就是脊柱侧凸。家长对二者关系的误解可能来源于对脊柱侧
凸认知的不足以及对高低肩的过度解读。

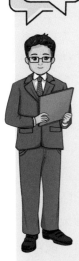

　　高低肩是指人体左右两肩从前面或后面观不对称的现象。那么，高低肩一定就是脊柱侧凸吗？在探讨这一问题之前，首先需要了解清楚脊柱侧凸。脊柱侧凸是指脊柱异常偏离中线，向左或向右发生弯曲的一种脊柱畸形，当脊柱弯曲角度达到 10° 时，即可诊断为脊柱侧凸。有些儿童/青少年虽然存在高低肩的情况，但其脊柱弯曲没有达到 10°，这种情况就不能诊断为脊柱侧凸。因此，不能仅仅因为儿童存在高低肩，就认为其患有脊柱侧凸。

　　高低肩是身体姿势不良的表现，可能是多种因素共同作用的结果，不仅仅是由于脊柱结构性变化引起的。高低肩常见的原因分为非疾病引起的高低肩和疾病引起的高低肩两大类。

　　1. 非疾病引起的高低肩　①长时间维持不良姿势，如写字或看电脑时身体偏向一侧；②习惯性背单肩包、单手提重物；③长期从事高尔夫球、网球等单边运动。

　　2. 疾病引起的高低肩　①肩部肌肉拉伤、半脱位；②脊柱侧凸；③先天性因素或下肢疾病导致的力学对线异常。

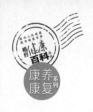

力学对线： 人体在维持各种静态姿势和进行动态运动时躯体各部分之间的相互位置关系。正确的力学对线可以使机体以最少的能耗完成动作。

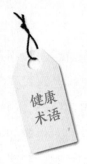

健康术语

关键词

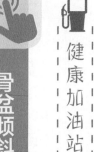

骨盆倾斜 脊柱侧凸

健康加油站

家长若发现儿童/青少年存在高低肩问题，需咨询专业医生，进行科学的评估和检查，准确地判断引起高低肩的原因，并采取相应的治疗措施，避免不必要的焦虑。姿势因素导致的高低肩通常程度较轻，多可以通过肌肉锻炼和姿势纠正得到恢复。

（周　璇）

84. **骨盆倾斜**一定是 患上**脊柱侧凸**了吗

　　骨盆在人体的中心位置，承担着连接脊柱和下肢的重要作用。不少家长认为，儿童/青少年站立时骨盆左侧和右侧不一样高是脊柱侧凸导致的。事实上，造成儿童/青少年骨盆倾斜的原因很多，儿童/青少年有骨盆倾斜不一定就是患上了脊柱侧凸。

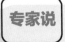

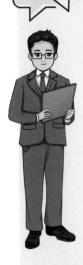

　　骨盆围绕人体冠状轴、垂直轴和矢状轴发生旋转，被称为骨盆倾斜、骨盆歪斜和骨盆旋转。骨盆倾斜是指冠状面骨盆不在精确的水平位。根据解剖部位分，引起骨盆倾斜的病因可分为盆上及盆下两种。前者是由各种类型的脊柱侧凸引起的，后者是由髋关节周围挛缩及下肢不等长引起的，有些骨盆倾斜可由两种以上原因合并而成。

　　1. 下肢不等长　下肢不等长可引起站立位的骨盆倾斜，而在卧位或坐位时可无骨盆倾斜。可通过垫高患足纠正骨盆倾斜。

　　2. 髋关节周围挛缩　凡是能引起髋关节周围挛缩的病变均可导致骨盆倾斜。常见病因有脑性瘫痪、脊髓脊膜膨出、脊髓灰质炎后遗症及其他神经肌肉疾病。最常见的髂胫束挛缩可引起髋关节屈曲外展挛缩，当患肢负重时，同侧髂嵴下降，对侧髂嵴升高而导致骨盆倾斜，严重者可继发腰椎侧弯。髂腰肌挛缩也会导致骨盆倾斜。先天性髋关节脱位、结核和化脓性关节炎等也可因髋关节屈曲内收畸形引起骨盆倾斜。对于此类骨盆倾斜应仔细检查，确定具体挛缩原因。

　　3. 脊柱侧凸　是引起骨盆倾斜最常见的病因。特发性脊柱侧凸者引起的骨盆倾斜程度较轻，而继发性脊柱侧凸、神经肌肉性脊柱侧凸、先天性脊柱侧凸引起的骨盆倾斜则较严重，矫正也较为困难。

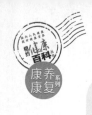

4. 两种以上原因 多继发于神经、肌肉疾病，此类患者既有躯干肌无力，又有髋关节周围肌挛缩，甚至可合并下肢不等长。针对此类骨盆倾斜应仔细甄别，找出主要病因。

关键词

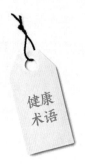

健康术语

挛缩： 软组织固定、僵硬的现象。通常涉及韧带、关节囊、肌腱的短缩或弹性下降，关节活动范围受限。

（周　璇）

脊柱侧凸　心肺功能　有氧运动

85. 为什么**脊柱侧凸**会引起**心肺功能障碍**

　　脊柱侧凸患者可能会出现肺活量下降、运动能力不足等问题，特别是当严重的脊柱侧凸患者进行剧烈运动时，此类问题更明显。脊柱侧凸是一种复杂的三维畸形，脊柱的异常弯曲和旋转可能导致胸腔容积缩小、呼吸肌收缩力减弱等，进而对呼吸功能、心血管功能产生不良影响，畸形严重者甚至出现限制性肺疾病、心肺功能障碍等，严重影响患者的生活质量。

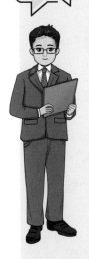

　　轻中度脊柱侧凸患者在日常活动中通常没有明显的呼吸功能受限表现。然而，当此类患者进行剧烈运动，或脊柱侧凸发展到重度时（特别是胸椎侧凸角度大于 60°），会出现不同程度的心肺功能障碍、运动耐力下降。人体呼吸功能的维持需要正常的胸廓外形和容积，以及能够引起胸廓进行舒缩活动的呼吸肌作用。脊柱侧凸引起心肺功能障碍的原因尚未完全明确，可能与脊柱侧凸导致的肺体积和顺应性降低、心血管功能失调、呼吸肌发育异常有关。

　　1. 肺体积和顺应性降低、心血管功能失调　脊柱侧凸引起胸廓结构改变，尤其是胸椎的旋转弯曲，影响处于胸腔内重要器官的功能，继发限制性肺疾病、限制性通气障碍。由于肺泡通气不足、二氧化碳潴留、低氧血症，造成心功能受损、肺源性心脏病风险增加。

　　2. 呼吸肌发育异常　在先天性脊柱侧凸患者中，除脊柱本身畸形外，常合并肋骨畸形，影响肋间肌等呼吸肌的发育及形态，呼吸肌收缩力减弱，膈肌活动度减小，从而损害患者肺功能。

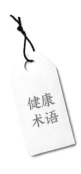

　　呼吸肌：呼吸肌指与呼吸运动有关的肌肉，包括肋间肌、膈肌、腹壁肌、胸锁乳突肌、背部肌群、胸部肌群等。

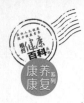

脊柱侧凸患者可进行呼吸肌训练、有氧运动训练，提高心肺功能。

1. 呼吸肌训练 加强呼吸肌肌肉力量训练有助于改善肺功能，包括缓慢而持续地深呼吸、吹气球、吹蜡烛、缩唇呼吸、腹式呼吸、全身性呼吸体操等。

2. 有氧运动训练 适量的有氧运动训练，如骑行、慢跑、快走、游泳等，可有效改善心肺功能、提升运动耐力。

（周　璇）

86. 脊柱侧凸应该如何开展康复治疗

脊柱侧凸是儿童 / 青少年的常见疾病，患病率高，畸形进展快，可造成躯干外观畸形、运动功能障碍，甚至出现心肺功能受损、心理障碍。目前，关于脊柱侧凸的康复治疗方法众多，疗效不一，开展合适的康复治疗对改善患者脊柱畸形至关重要。

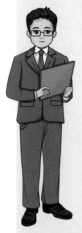

脊柱侧凸较为常用的康复治疗方法包括运动疗法、支具治疗、家庭康复治疗。

国际脊柱侧凸矫形与康复治疗学会推荐的运动疗法是脊柱侧凸特定疗法，该疗法主要根据不同患者的侧弯类型特征制订个性化的治疗方案。

1. 运动疗法　包括稳定性训练、呼吸训练、神经运动控制、本体感觉训练和平衡训练等。运动疗法应在医疗机构和专业人员的指导下，利用专业设备规范进行。

2. 支具治疗　中度脊柱侧凸（Cobb 角大于 25°）需进行支具治疗。接受支具治疗的患者每日推荐佩戴时间为 18~23 小时，佩戴时间越长，支具治疗效果越好。

3. 家庭康复治疗　脊柱的家庭健康管理也是脊柱侧凸康复的重要部分，内容包括自我牵伸、姿势纠正和有氧运动。姿势纠正包括坐姿、站姿的纠正训练。正确的坐姿、站姿可以使患者在日常生活中保持良好的姿态。

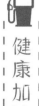

健康加油站

脊柱侧凸患者应将姿势管理融入日常生活，注意日常躺、坐、站、走等姿势的纠正与管理。站立时，目视前方，双肩放平，腰背挺直，收腹，挺胸，保持脊柱自然伸展。同时还要改变久坐行为，纠正不良坐姿。在进行读书、写作业及阅读电子产品时，应调整

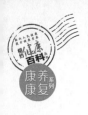

适宜的光照强度，保持合适的距离，维持正确的坐姿。此外，在家中可以进行俯卧撑、平板支撑、臀桥等对称性运动，以增强核心肌力，还可以进行深呼吸、吹气球、扩胸运动等呼吸功能锻炼，以改善肺功能。

（周　璇）

87. 哪些**运动**有助于 脊柱侧凸的**康复**

运动有益于人体的身心健康。合适的运动可以降低脊柱侧凸的发生或延缓其畸形发展，而不合适的运动则可能会增加脊柱侧凸的发生，甚至加快脊柱畸形的发展。因此，脊柱侧凸患者应选择合适的运动，积极参与运动锻炼，以提高身体健康水平、改善脊柱健康状况。但需要注意，运动并不能替代治疗。

目前，不同种类的运动与脊柱侧凸之间的关系尚不明确。

可能适合脊柱侧凸患者的运动有球类运动、瑜伽等。篮球、羽毛球、足球可能降低脊柱侧凸的发生率，且运动的频率越高，脊柱侧凸的发生率越低。瑜伽训练可能对脊柱侧凸有一定的改善作用。但进行瑜伽训

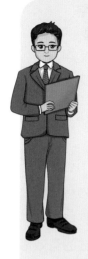

练时需要专业指导，还需要避免一些可能会加重脊柱侧凸的动作。空手道、徒步、慢跑、骑马、骑自行车（非越野骑行）、滑雪、滑冰也是脊柱侧凸患者可选择的运动类型。

体操、游泳对于脊柱侧凸患者的作用还存在争议。体操可能对脊柱侧凸有保护作用，但艺术体操可能会增加女童脊柱侧凸的发生率。非竞技性游泳以及采用双侧对称的游泳姿势也许对脊柱侧凸有利。

芭蕾训练可能是脊柱侧凸患者不合适的运动。芭蕾训练与脊柱侧凸的发生率增加相关。随着儿童芭蕾训练年限、频次、参与时间的增加，脊柱侧凸的发生率有明显增加趋势。

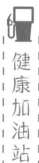

健康加油站

脊柱侧凸患者选择合适的运动时，应根据侧弯类型、程度、进展风险等情况综合决定。应尽量选择需要肌肉对称性活动的运动，且需避免具有较高脊柱活动度的竞技类运动。

（周　璇）

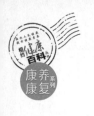

88. 脊柱侧凸患者
何时需要佩戴支具

关键词

脊柱侧凸 支具

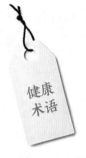

Cobb 角： 一种测量侧弯角度的方法，指头侧端椎上缘的垂线与尾侧端椎下缘垂线的交角，用于评估脊柱侧弯的严重程度。

支具，又称矫形器，已广泛运用于脊柱侧凸患者的治疗中，被视为脊柱侧凸保守治疗的有效方法。此外，支具还是术前控制侧弯角度或术后固定脊柱的有效措施。支具治疗具有疗效确定、治疗方便、可与其他疗法相辅等特点，能显著改善患者外形、降低疼痛、减少相关并发症。但并非所有脊柱侧凸患者都需要进行支具治疗，何时采取支具治疗需根据患者侧弯角度、进展情况、骨骼成熟情况以及患者意愿等综合考虑。

支具治疗的主要目标是减缓脊柱侧凸的进展，改善临床症状。当出现下列情况时，脊柱侧凸患者需要考虑支具治疗。

1. 脊柱侧凸患者骨骼成熟度（Risser 征法）为 0~2 级、Cobb 角为 25°~40°，且近半年内的 Cobb 角进展范围为 5°~10° 时需支具治疗。

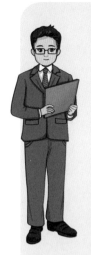

2. 脊柱侧凸 Cobb 角 >45° 需手术者，在手术前控制病情时需支具治疗。

3. 脊柱侧凸 Cobb 角 >45° 需手术者，术后固定脊柱时需支具治疗。

在治疗期间脊柱侧凸患者需每日佩戴支具 18~23 小时，且佩戴时间越长，矫正疗效就越显著。佩戴 23 小时是指尽量保证除洗澡外其余时间均佩戴支具。支具治疗可有效降低脊柱侧凸角度，降低手术率。在支具佩戴期间，患者还需要定期复查，并根据医师对其整体情况的评估动态调整或更换支具。

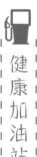

健康加油站

对于中度的婴儿型和少年型脊柱侧凸患者，除支具治疗外，还可以选用石膏固定治疗。青少年型特发性脊柱侧凸是支具治疗的主要目标群体，但长时间佩戴支具可能会导致一些并发症，如肌肉萎缩无力、疼痛、肺功能下降、心理压力增大等，因此需要选择合适的支具、制订个性化的运动训练计划，以减少并发症，同时还需重视患者的心理疏导，避免因佩戴支具带来自卑、胆怯等不良心态。

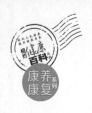

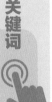

脊柱侧凸 支具治疗

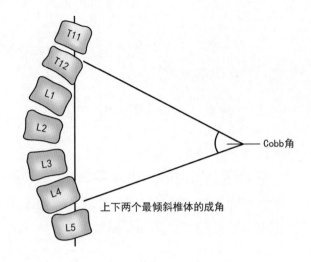

（周 璇）

89. 脊柱侧凸患者如何选择合适的支具

脊柱侧凸患者选择合适的支具是取得良好治疗效果的前提。选择支具时，需综合考虑脊柱侧凸患者的脊柱畸形部位、程度、骨骼成熟度、骨盆和矢状面影像学参数以及依从性等情况。支具治疗的主要目标是阻止或减缓脊柱畸形进展、减轻功能障碍、改善背部外观、避免手术治疗，患者佩戴支具依从性的高低是决定其支具治疗成败的关键因素。

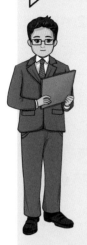

支具可按照脊柱侧凸位置、支具佩戴时间、支具软硬程度进行分类。

1. 按脊柱侧凸位置分类 可分为颈胸腰骶支具、胸腰骶支具和腰骶支具。颈胸腰骶支具以密尔沃基支具为主，常见的胸腰骶支具有波士顿支具、里昂支具、色努支具等。

2. 按支具佩戴时间分类 可分为全日型、非全日型和夜用型支具。大部分脊柱侧凸支具需全天佩戴，但是考虑患者需要进行相应的运动治疗和身体清洁，一般建议全日型支具每天佩戴 22~23 小时。非全日型支具根据具体情况决定佩戴时间，而夜间型支具则只需在睡眠时佩戴 8~10 小时。

3. 按软硬程度分类 可分为刚性支具和柔性支具。刚性支具主要用热塑板材、硬塑料、金属等较硬的材质制作，多为固定式或框架式，不易变形，矫形力较强，对患者的躯干运动有较大的限制；柔性支具主要由弹力带、布料等弹性材料以及少量的硬性固定材料制作，整体较柔软，对患者身体的限制较小。

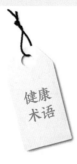

依从性： 也称顺从性、顺应性，指患者按医嘱进行治疗的行为。

健康加油站

关键词

脊柱侧凸 手术治疗

在首次进行支具治疗 1 个月后，应拍摄佩戴支具时的站立正、侧位和屈曲位全脊柱 X 线片，观察前后位、侧位、屈曲位下支具是否贴合。通常每 12~18 个月需更换支具。此外，同一支具可承受最大改变限度是佩戴者身高增加 4~5 厘米及体重改变 4~5 千克，应注意及时更换支具。可根据随访结果调整支具治疗时间，直至骨骼发育成熟。当 Risser 征和身高 6 个月内不发生变化、侧弯未进展至 50°，可逐渐减少支具佩戴时间，每 6 个月减少 1~2 小时。在 Risser 征 5 级前，佩戴时间不少于 18 小时。

（周　璇）

90. 什么样的**脊柱侧凸**需要**手术治疗**

不是所有的脊柱侧凸患者都需要进行手术治疗。那么，什么样的脊柱侧凸需要手术治疗？这是很多患者或者家长关心的问题。脊柱侧凸治疗方法的选择取决于脊柱侧凸的类型、脊柱侧凸的严重程度及保守治疗的疗效等多方面。对于重度脊柱侧凸、支具治疗失败、脊柱侧凸进行性加重的患者需考虑进行手术治疗。

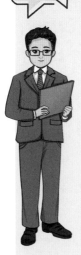

专家说

脊柱侧凸常用的手术方法包括脊柱后路融合术、前路脊柱融合术和前后路联合术。当脊柱侧凸患者出现以下情形需考虑行手术治疗。

1. 重度脊柱侧凸　Cobb 角 45°~50° 且骨骼尚未发育成熟者、Cobb 角已经超过 50° 者，建议进行手术治疗。由于脊柱严重畸形，可能影响心肺功能、累及脊髓和神经，导致个体活动受限、工作能力和生存质量下降、心理障碍等。处于生长发育期的脊柱侧凸患者畸形可能会加速恶化。

2. 支具治疗失败　当支具治疗无法取得治疗效果时，患者的脊柱畸形进展迅速，可考虑手术治疗。

3. 脊柱侧凸进行性加重　当患者已经出现或很可能出现肺源性心脏病、脊髓受压、脊神经受压、明显活动受限时，有迹象表明病情将发生广泛进展时，宜尽早进行手术治疗，以减少更多不良事件发生的风险。

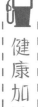

健康加油站

由于脊柱侧凸病因和类型复杂，是否需要手术不是简单地依据患者年龄或严重程度，还应考虑患者畸形类型、节段、进展速度、骨骼成熟度、外观畸形程度等因素。因此，脊柱侧凸患者是否需要手术治疗仍需要结合专业医生的建议和相关检查具体分析。无论

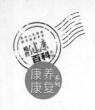

术前还是术后，在治疗的过程中都要考虑脊柱的解剖结构和生物力学。脊柱侧凸术后早期需要进行康复治疗，术后康复的重点为保护术后的脊柱、保持躯干和腹部核心力量、保持上下肢的灵活性和力量、保持适当的姿势和体位。

（周　璇）

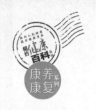

相约健康百科丛书

人物关系介绍

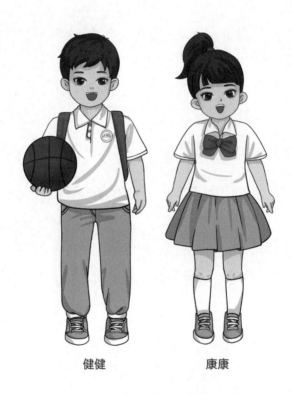

健健　　　　　康康

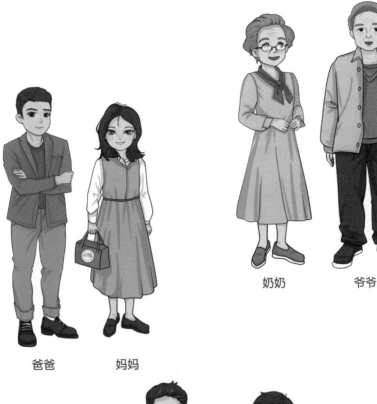

奶奶　　　　爷爷

爸爸　　　妈妈

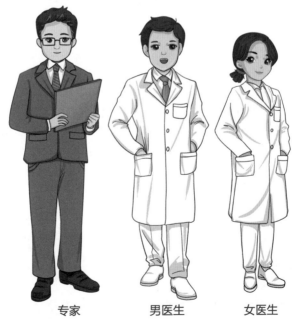

专家　　　　男医生　　　　女医生

图书在版编目（CIP）数据

颈腰椎疾病康复怎么办 / 岳寿伟，郗淑燕主编 .
北京 : 人民卫生出版社，2024. 8. --（相约健康百科
丛书）. -- ISBN 978-7-117-36687-8

Ⅰ. R681.509-49

中国国家版本馆 CIP 数据核字第 2024Y0G050 号

人卫智网	www.ipmph.com	医学教育、学术、考试、健康，
		购书智慧智能综合服务平台
人卫官网	www.pmph.com	人卫官方资讯发布平台

相约健康百科丛书

颈腰椎疾病康复怎么办

Xiangyue Jiankang Baike Congshu

Jingyaozhui Jibing Kangfu Zenmeban

主　　编：岳寿伟　　郗淑燕
出版发行：人民卫生出版社（中继线 010-59780011）
地　　址：北京市朝阳区潘家园南里 19 号
邮　　编：100021
E - mail：pmph @ pmph.com
购书热线：010-59787592　　010-59787584　　010-65264830
印　　刷：北京盛通印刷股份有限公司
经　　销：新华书店
开　　本：710×1000　1/16　　**印张：**22
字　　数：285 千字
版　　次：2024 年 8 月第 1 版
印　　次：2024 年 8 月第 1 次印刷
标准书号：ISBN 978-7-117-36687-8
定　　价：72.00 元

打击盗版举报电话：010-59787491　E-mail：WQ @ pmph.com
质量问题联系电话：010-59787234　E-mail：zhiliang @ pmph.com
数字融合服务电话：4001118166　　E-mail：zengzhi @ pmph.com